AF310235

# De L'Hospitalisation

## d'Urgence

## EN TEMPS DE GUERRE

PAR

## Le D<sup>r</sup> FERRIER

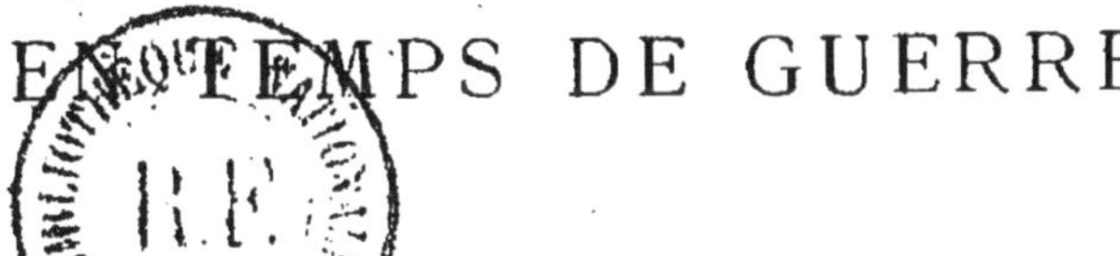

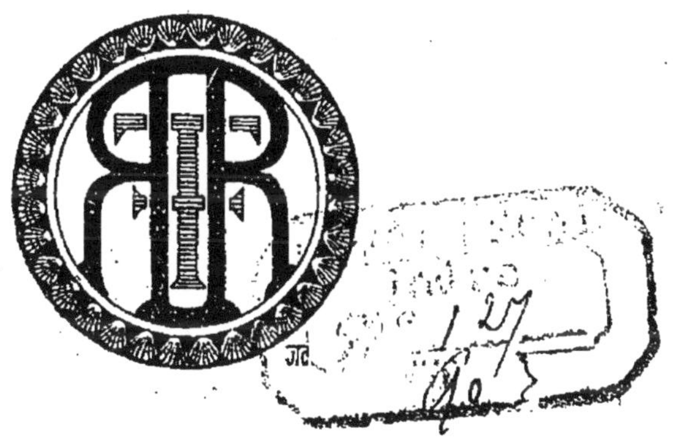

## PARIS

### F. R. DE RUDEVAL, ÉDITEUR

4, rue Antoine Dubois, 4

1903

T 138
Ld
302

# De

# L'Hospitalisation d'Urgence

# en temps de guerre

Tu 135
302

# De L'Hospitalisation

## d'Urgence

### EN TEMPS DE GUERRE

PAR

**Le D<sup>r</sup> FERRIER**

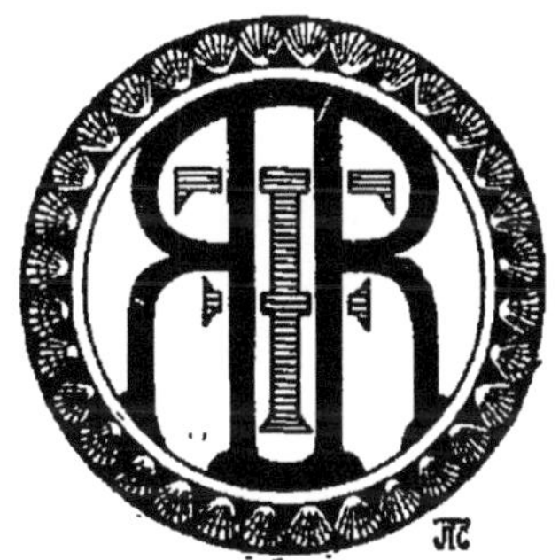

PARIS

**F. R. DE RUDEVAL**, ÉDITEUR

4, rue Antoine Dubois, 4

—

1903

# PRÉFACE

Dire ici le bien que je pense du travail de M. le Médecin-Major FERRIER, sur l'hospitalisation en campagne, me paraît tout à fait inutile, car il s'adresse à une catégorie de lecteurs qui sauront bien se faire une opinion, sans qu'il soit besoin d'une suggestion étrangère. Il me semble autrement intéressant de dire comment ce travail a été fait.

Dans un rapport présenté au Congrès de Médecine en 1900, M. Ferrier avait sommairement exposé, avec ses propres idées, celles de son maître, M. le Médecin-Inspecteur Richard, sur les procédés d'hospitalisation en campagne.

M. Ferrier était en même temps un des membres les plus actifs, j'allais dire les plus enthousiastes, de ce groupe de médecins militaires qui se réunissaient pour étudier les questions du Service de santé en campagne, sous la présidence de M. le Médecin-Inspecteur Chauvel, Directeur du Service de santé du Gouvernement militaire de Paris.

Nous étions tous frappés des difficultés, que présenterait souvent en campagne, la mise à l'abri des malades et blessés.

C'est alors que M. Ferrier conçut le projet de réunir, dans l'intérêt de ses camarades, les documents qu'il avait recueillis sur cette question. C'est ce qui constitue la première partie de son travail.

Mais, l'étude des cas concrets traités dans le « groupe d'instruction », lui montra bien vite qu'il y avait à considérer l'adaptation des données générales aux diverses circonstances de la guerre. C'est ce qui fait la deuxième partie de son travail... Dès les premiers essais de cette adaptation, il s'aperçut que la première partie contenait bien des lacunes, qu'il s'est d'ailleurs empressé de combler.

L'auteur s'est ensuite efforcé de faire l'application directe et réelle des idées et des méthodes, qui résultaient de ses travaux sur la carte. Il a pris pour thème les opérations exécutées pendant les exercices spéciaux du Service de Santé en 1899, et essayé d'organiser l'hospitalisation dans un village des environs de Paris. C'est ce qui constitue la troisième partie de son travail.

Cet exercice d'application lui a démontré la nécessité de compléter un grand nombre de renseignements fournis dans les deux premières parties ;

et c'est ainsi qu'il a été appelé à donner avec précision le coefficient de surface par homme, les méthodes de calcul de calories à produire, la mesure du cube d'air minimum à fournir, etc...

Ceci nous montre, et ce n'est pas le point le moins intéressant de ce livre, combien il est utile d'appliquer la méthode expérimentale dans toute sa rigueur scientifique, aux questions de tactique sanitaire. Seule, l'expérimentation nous permet d'établir ensuite, par voie synthétique, un corps de doctrines ; celui-ci doit encore être vérifié par l'expérimentation, qui demeure le point de départ et le point d'arrivée de toutes nos recherches.

Certains esprits un peu étroits ont voulu établir une sorte d'antagonisme, entre les études médicales proprement dites et les études de tactique sanitaire. M. Ferrier, qui a traité comme professeur agrégé au Val-de-Grâce, les questions d'hygiène avec une compétence que personne ne lui conteste, et qui se trouvait ainsi bien préparé à s'occuper de cette question d'hospitalisation, n'a pas hésité à étudier les questions de tactique sanitaire, et les a abordées avec d'autant plus de succès et de sûreté, qu'il n'a eu qu'à appliquer les méthodes scientifiques, dont il se servait quotidiennement pour ses travaux d'hygiène.

J'étonnerais bien M. Ferrier, si je lui disais qu'il a épuisé la question de l'hospitalisation en campagne ; mais son travail n'en est pas moins des plus utiles, non seulement par les précieux renseignements qu'il nous donne, mais encore par la méthode dont il est le produit.

Il sera un guide sûr, que ne pourront se dispenser de consulter tous ceux qui s'intéressent au Service de Santé en campagne.

Nancy, le 6 février 1903.

*Le Médecin-Principal de 1<sup>re</sup> classe*
*Directeur du Service de Santé du 20<sup>e</sup> corps d'armée.*

BENECH.

# INTRODUCTION

En temps de guerre, tout soldat blessé ou malade cesse d'appartenir à son corps d'origine et passe aussitôt dans le domaine du Service de santé ; après un combat ou pendant une épidémie, cette prise en subsistance porte parfois sur des effectifs considérables : il en résulte pour le Service de santé des obligations multiples, qui le mettent en présence de sérieuses difficultés. En effet il devient alors nécessaire, dans un délai très court, non seulement d'assurer les soins médico-chirugicaux à un nombre d'hommes souvent très élevé, mais encore de procurer à ceux-ci les soins matériels, c'est-à-dire de leur fournir une alimentation suffisante et appropriée à leur état, un couchage sommaire peut-être, mais leur permettant de trouver le repos dont ils ont besoin, enfin un abri leur offrant une protection assez efficace contre les intempéries. Il serait évidemment très préjudiciable de différer ou de donner dans des conditions trop défectueuses, ces soins matériels indispensables et urgents

Ainsi donc, à côté du pansement, de l'intervention opératoire ou thérapeutique, existe une tâche importante que l'on ne saurait négliger en temps de guerre, et qui constitue essentiellement l'œuvre de l'hospitalisation.

Les conditions dans lesquelles celle-ci s'exécute sont très diverses ; l'hospitalisation sur le champ de bataille diffère de l'hospitalisation en arrière de l'armée ; elle se présente avec un aspect et des exigences tout autres selon qu'elle est passagère ou permanente ; mais réserve faite de quelques exceptions d'ailleurs très rares, partout et toujours elle constitue, en temps de guerre, une hospitalisation d'urgence. L'urgence est imposée soit par l'affluence des blessés ou des malades, soit par la pénurie des ressources ; aussi est-il nécessaire d'avoir recours à des procédés d'organisation rapide, et de rechercher avant tout la simplicité des moyens.

Nous plaçant à un point de vue essentiellement pratique, nous nous sommes proposé, tout en formulant les indications générales nécessaires, de fournir surtout des exemples appropriés aux divers modes d'hospitalisation d'urgence en temps de guerre. Autant que possible nous avons cherché à pénétrer dans les détails d'exécution, et à donner une idée des exigences de temps, de matériel et de personnel, réclamées par tel ou tel mode d'organisation. Nous avons pensé en effet que pour la solution pratique des difficultés matérielles envisagées par nous, rien n'équivalait à l'exposé de faits précis et nettement définis.

Est-ce à dire que nous puissions espérer avoir réussi à codifier dans des règles étroites l'hospitalisation d'urgence? Evidemment non ; ainsi que le fait remarquer très judicieusement M. le Médecin Principal de 1<sup>re</sup> classe Benech, dans son livre sur le Service de santé en campagne, « à la guerre il n'y a pas de règles immuables applicables à tous les cas, il y a des solutions particulières applicables à des cas particuliers » (1). L'hospitalisation d'urgence. n'échappe pas à cette règle générale ; elle comporte une multitude de cas concrets, lesquels ne sont jamais exactement superposables, et à côté d'analogies offrent, pour ainsi dire toujours, un certain nombre de divergences.

Ne pouvant à l'avance préciser rigoureusement ce que l'on pourrait faire dans tel ou tel cas déterminé, nous nous sommes contenté de décrire les procédés et méthodes les plus fréquemment utilisables en vue de l'hospitalisation d'urgence. Ces pro-

(1) *Service de santé en campagne,* T. I, page 4.

cédés et méthodes ne constituent pas des types définitivement arrêtés et intangibles, mais au contraire des types essentiellement modifiables; c'est même en raison de leur élasticité que nos collègues auront peut-être avantage à les connaître, pour faire face à l'imprévu de certaines situations.

L'hospitalisation d'urgence en temps de guerre mérite d'être connue dans ses détails, par tous ceux qui sont appelés à participer à son organisation, soit comme chefs de formation sanitaire, soit comme agents d'exécution, par conséquent elle intéresse à la fois les médecins militaires et les officiers d'Administration du Service de santé. Si cette étude peut rendre leur tâche plus facile, nous croyons devoir en attribuer exclusivement le mérite à M. le Médecin Principal de $1^{re}$ classe Benech. C'est à son expérience approfondie des exigences du Service de santé en campagne, à ses conseils autorisés, si nombreux qu'ils constituèrent pour nous la plus précieuse des collaborations, que nous sommes redevable de la meilleure partie de notre travail; aussi est-il juste que nous lui exprimions ici notre vive et respectueuse reconnaissance.

# De l'hospitalisation d'urgence
## En temps de Guerre

## PRÉLIMINAIRES

INSUFFISANCE DES RESSOURCES RÉGLEMENTAIRES
POUR L'HOSPITALISATION EN CAMPAGNE

En principe, les malades et les blessés d'une armée doivent être dirigés le plus tôt possible vers
le service de l'arrière ou vers le territoire national,
à la condition que leur état ne vienne contre indiquer leur évacuation.

Malheureusement ce désideratum n'est pas toujours d'application facile. C'est ainsi qu'à la suite
d'une grande bataille, le chiffre des blessés peut
être tellement considérable, que plusieurs jours
soient nécessaires pour les évacuer ; d'autre part,
le transport des blessés et des malades est évidemment subordonné à la nature et à la gravité de leur
affection. Pour des raisons diverses, un grand
nombre de blessés et de malades devront donc,
soit momentanément, soit pendant un temps très

I

long, trouver abri et recevoir des soins non loin du théâtre des opérations militaires.

Le service de santé des diverses armées européennes ne saurait espérer pouvoir subvenir, en temps de guerre, avec ses seules ressources, à tous les besoins de l'hospitalisation sur place. Ces ressources sont, en effet, limitées par la nécessité absolue de ne nuire en rien à la mobilité des formations sanitaires. On a pu, il est vrai, suffisamment doter celles-ci d'objets de pansement et d'instruments chirurgicaux, mais on a dû restreindre ou éliminer de leur composition tout matériel lourd et encombrant. C'est ainsi que les objets de couchage représentés d'ailleurs par de simples enveloppes de paillasses n'existent que dans l'approvisionnement de l'hôpital de campagne, et font défaut à l'ambulance. Quant aux abris, en raison de leurs poids et de leur volume, ils n'existent et ne sauraient exister dans aucune formation sanitaire ; on ne peut en effet, considérer comme abri la tente Tortoise des sections d'ambulance, laquelle malgré les conditions défectueuses d'éclairage qu'elle présente, est plus spécialement destinée à servir de salle d'opération, et ne pourrait d'ailleurs abriter au plus qu'une vingtaine de blessés.

Or, pour bien mettre en parallèle cette absence de ressources au point de vue de l'hospitalisation avec l'urgence des besoins, nous nous contenterons de faire remarquer, que le service de santé d'un corps d'armée peut, dans une même journée, se trouver dans l'obligation de recueillir, sur une espace de quelques kilomètres carrés plusieurs milliers de blessés. Il sera évidemment nécessaire de placer ceux-ci dans des conditions matérielles ac-

I

ceptables momentanément tout au moins, par conséquent d'avoir recours à des méthodes extemporanées d'hospitalisation.

Ce sont ces méthodes que nous allons décrire. Nous aurons en vue surtout l'hospitalisation d'urgence dans les guerres européennes ; cependant en raison de la fréquence actuelle des expéditions coloniales, nous consacrerons quelques pages à la description de l'hospitalisation dans les pays tropicaux.

HOSPITALISATION D'URGENCE: DÉFINITION ; CONDITIONS GÉNÉRALES QUE DOIT REMPLIR CE GENRE D'HOSPITALISATION.

Par hospitalisation d'urgence, nous pensons qu'il convient d'entendre toute hospitalisation provisoire et faite dans des conditions d'aménagement rapide. Les procédés utilisés dans ce cas sont évidemment sommaires ; dictés par la nécessité, ils doivent forcément sacrifier dans une certaine mesure le bien-être individuel, à l'obligation de secourir rapidement un grand nombre de sujets. Toutefois ces procédés d'hospitalisation, pour être réellement pratiques, doivent remplir certaines conditions.

1° *S'ils négligent le confort, ils doivent, autant que possible, respecter l'hygiène.* — On ne doit pas oublier en effet que la santé des malades et des blessés ne tarderait pas à se ressentir gravement de conditions hygiéniques mauvaises, telles que : l'encombrement, une ventilation défectueuse, une garantie insuffisante contre les intempéries, la souillure du sol, etc.

2° En raison même de leur caractère d'urgence *ils doivent permettre l'exécution facile du service.*

3° *Ils doivent être subordonnés aux nécessités du moment, et en particulier aux conditions tactiques.* — Forcément sommaire au voisinage du champ de bataille, l'hospitalisation, même temporaire, devra être organisée d'une façon moins rudimentaire, lorsqu'on se trouve à une certaine distance en arrière des armées.

4° *Les procédés auxquels on aura recours seront autant que possible perfectibles.* — Suivant leur caractère plus ou moins précaire, les procédés employés peuvent être divisés en deux groupes principaux. Le premier comprend *les moyens de fortune*, destinés à disparaître bientôt lorsque les évacuations ont réduit le nombre des hommes à hospitaliser ; le second comprend *les procédés susceptibles de perfectionnement*. En effet, très exceptionnellement, les mesures auxquelles on aura pu tout d'abord s'arrêter, satisferont d'emblée aux principales conditions d'hygiène, que réclame l'hospitalisation au sens véritable du mot.

Or, si les procédés et méthodes employés dès le début sont perfectibles, il y aura lieu simplement de compléter l'installation primitivement établie, et non pas de la bouleverser, lorsqu'on voudra plus tard créer une hospitalisation assez durable et même définitive ; on aura ainsi par conséquent réalisé une grosse économie de temps et de travail, dont on pourra faire bénéficier le service général. C'est donc à cette dernière catégorie de procédés, c'est-à-dire aux procédés susceptibles de perfectionnement, qu'il conviendra autant que possible d'avoir recours dès le début.

Telles sont les principales conditions générales que doit remplir en temps de guerre l'hospitalisation d'urgence ; on voit que malgré son caractère d'improvisation, il est utile qu'elle soit conduite et exécutée avec certaine méthode.

## DIVISION DU SUJET

Dans une première partie, réservée aux moyens d'exécution, nous indiquerons les procédés reconnus les plus pratiques pour réaliser en temps de guerre, l'hospitalisation d'urgence.

Dans une seconde partie, nous envisagerons ce genre d'hospitalisation dans ses rapports avec les situations tactiques en général ; autrement dit nous examinerons l'adaptation des procédés antérieurement décrits aux principales situations que l'on est susceptible de rencontrer en campagne.

La troisième partie sera consacrée à un exercice pratique ; nous adopterons une situation tactique nettement définie, et nous surbordonnerons étroitement à celle-ci les moyens d'exécution destinés à assurer l'hospitalisation des blessés.

# PREMIÈRE PARTIE

---

# Hospitalisation d'urgence
# Moyens d'exécution

Toute hospitalisation, qu'elle soit temporaire ou permanente, suppose :

1º Des locaux spécialement destinés aux malades ;

2º Un matériel suffisamment confortable, en quantité proportionnelle à l'effectif ;

3º Des locaux accessoires, tels que : salle d'opérations, cuisines, latrines, etc.

4º Enfin, dans certains cas, une organisation spéciale permettant de réaliser la prophylaxie des maladies transmissibles.

---

## I. — LOCAUX DESTINÉS AUX BLESSÉS OU AUX MALADES

En temps de guerre, on ne saurait être très difficile sur le choix des locaux. Dans les cas d'extrême urgence, on devra évidemment savoir se contenter des abris trouvés sur place ou faciles à improviser. Lorsque l'hospitalisation devra durer un certain temps, aux ressources que nous venons de citer pourront s'ajouter celles puisées à distance, soit dans le service de l'arrière, soit sur le territoire national, ou bien celles créées sur place et représentées par des constructions légères. Au point de vue de l'hospitalisation en temps de guerre nous sommes ainsi conduit à successivement examiner :

1° Les locaux fournis par les réquisitions ;
2° Les abris de fortune ;
3° Les abris transportables ;
4° Les baraquements fixes.

Dans un cinquième paragraphe nous passerons en revue les abris utilisables dans les expéditions coloniales.

## A. — Locaux fournis par les réquisitions

Lorsque les opérations militaires se déroulent dans une contrée riche et peuplée, on trouve en général assez facilement des locaux vastes, spacieux, qui paraissent tout indiqués pour abriter des malades et des blessés. Ces locaux sont utilisés d'autant plus volontiers, qu'ils offrent à l'égard des influences climatériques, incomparablement plus de garantie que les installations légères, telles que les baraques, les tentes, ou les aménagements de fortune.

### DÉTERMINATION DE LA VALEUR D'UN LOCAL AU POINT DE VUE DE L'HOSPITALISATION

Il est évident, toutefois, que les locaux fournis par les réquisitions, ont au point de vue de l'hospitalisation une valeur très différente. Cette valeur est subordonnée à des conditions multiples, parmi lesquelles il convient de faire ressortir surtout la disposition intérieure, la dimension, les difficultés plus ou moins grandes de l'aménagement, les ressources relatives à l'installation des services accessoires.

*a) Disposition intérieure.* — Il faut que la disposition intérieure du local ne soit pas trop gênante pour le service.

C'est ainsi que les maisons d'habitation ordinaires sont très souvent inutilisables. En dehors des chambres réservées aux habitants, elles n'ont en général de disponibles que deux ou trois pièces, susceptibles de recevoir chacune au plus 2 ou 3 hommes. Faire de l'hospitalisation dans ces conditions, c'est s'exposer à perdre un temps considérable par des allées et venues continuelles, c'est laisser les blessés, en raison de la pénurie du personnel, en dehors de toute surveillance médicale. Les maisons bourgeoises elles-mêmes, avec leurs étages multiples, leurs couloirs et leurs escaliers plus ou moins étroits, se prêtent mal à une arrivée soudaine de blessés, portés le plus souvent sur des brancards ; aussi, dans ces maisons, ne peut-on guère occuper que le rez-de-chaussée.

On recherchera donc des locaux d'accès faciles et contenant une ou plusieurs grandes pièces ; celles-ci devront pouvoir abriter *pas moins d'une dizaine d'hommes*, et encore nous ne descendons à ce chiffre, que si les autres locaux ou dépendances de la formation sanitaire sont situés à très peu de distance.

En un mot, le temps devant être précieusement économisé dans toute hospitalisation d'urgence, on comprend qu'il soit indispensable de grouper le plus possible les blessés, et d'éviter avec soin tout morcellement du service.

*b) Dimensions du local.* — L'importance d'un local, au point de vue de l'hospitalisation, dépend donc en grande partie, du nombre d'hommes que celui-ci permet de grouper. Sur quelles données peut-on se baser pour évaluer ce nombre ?

Dans les cas d'extrême urgence, on hospitalise, s'il le faut, un grand nombre d'hommes sur le même point ; on ne connaît en un mot d'autres limites, que la dimension des locaux en surface ; mais lorsqu'on le peut, afin d'éviter les fâcheux effets de l'encombrement, il est bon de tenir compte aussi de la dimension en volume des pièces occupées. Nous nous proposons de donner quelques indications à ce sujet ; cependant, nous ferons tout d'abord remarquer, qu'en raison de la variabilité des conditions dans lesquelles l'hospitalisation se pratique en temps de guerre, ces indications ne sauraient prétendre à une rigueur absolue ; elles doivent être considérées plutôt comme un guide que comme une loi.

*Dimension en surface*. — Celle-ci peut se calculer d'après la surface qu'occupe un homme couché, augmentée de l'espace indispensable pour que l'on puisse circuler autour de lui. Cette surface peut-être évaluée à deux mètres carrés. Nous la porterons à $2^m 30$ pour tenir compte de l'espace perdu du côté des pieds, et de la surface occupée dans la pièce par le matériel (appareil de chauffage, table pour les objets de pansements, etc...). Nous fixerons donc à $2^m 30$ le *coefficient de surface* par homme dans les cas d'hospitalisation d'extrême urgence.

*Dimension en volume*. — On admet en général, que les 16 litres d'acide carbonique éliminés par la respiration pendant une heure, doivent être dilués dans 32 mètres cubes d'air, pour que celui-ci reste salubre ; en un mot, lorsque des sujets doivent séjourner longtemps dans un même local, il

est utile de leur assurer par heure 32 mètres cubes
d'air neuf. D'autre part, d'après Donkin, Lenz,
Herscher, la pureté de l'air d'une chambre ne dé-
pendrait, ni de son volume, ni du nombre de ses
habitants, mais seulement de la quantité d'air
introduite par la ventilation ; ainsi dans une chambre de 100 mètres cubes, il serait indifférent de
loger 4 hommes ou 20, si l'on faisait pénétrer dans
cette chambre le même volume d'air par homme et
par heure.

Certaines réserves doivent être évidemment
faites sur cette manière de voir ; en effet, l'acide
carbonique et les souillures de l'air ne sont pas immédiatement diffusibles ; en outre, les courants
atmosphériques qui traversent une pièce ont en
général une direction constante et n'en visitent pas
les recoins, par conséquent, ils n'assurent pas partout un égal renouvellement de l'air ; enfin, et c'est
là l'objection capitale au point de vue pratique,
une ventilation trop active est ordinairement désagréable, et ceux qui s'y trouvent exposés ont souvent tendance à s'y soustraire.

Néanmoins il est parfaitement exact que, d'une
façon générale, la ventilation peut compenser l'insuffisance du volume d'air. Il suffit donc au point
de vue pratique de se maintenir dans des limites
rationnelles ; autrement dit, il convient, tout en activant la ventilation, de ne pas trop restreindre
l'espace cubique pour ne pas s'exposer à des courants d'air trop gênants.

Les opinions des hygiénistes sont un peu différentes, au sujet de la quantité d'air qui peut être
renouvelée dans une pièce pendant un temps donné,
sans occasionner de refroidissement désagréable.

D'après M. le Médecin-Inspecteur Vallin, il serait difficile, à moins de chauffer l'air introduit, de supporter plus de trois renouvellements d'air dans une heure (1). D'après Pettenkoffer, on pourrait arriver à six renouvellements par heure sans incommodité.

Ces données nous paraissent trop absolues. A notre avis, elles ne tiennent pas un compte suffisant de la température extérieure, qui doit avant tout servir de guide pour la ventilation. Par un temps chaud, on peut impunément séjourner dans une pièce dont les fenêtres sont largement ouvertes, et dont l'air se renouvelle ainsi par heure une vingtaine de fois; par contre, lorsque la température est très basse, il serait évidemment impossible de rester longtemps dans les mêmes conditions.

En hiver, la ventilation est subordonnée aux moyens de chauffage dont on dispose; il faut qu'avant ou aussitôt après son introduction, l'air extérieur puisse acquérir rapidement une température aisément supportable. Comme au point de vue spécial de l'hospitalisation d'urgence, il y a lieu surtout d'envisager la protection contre le froid, il nous semble utile de déterminer combien de fois pratiquement, l'air d'une pièce peut être impunément renouvelé, lorsque la température extérieure est très basse.

Nous pendrons comme exemple, une chambre de 100 mètres cubes, dans laquelle nous désirons renouveler l'air intérieur quatre fois dans une

---

(1) *Revue d'hygiène*, 1883, page 957.

heure, tout en conservant une température moyenne de $+ 15°$, lorsque la température extérieure est de $— 15°$. Nous supposerons d'autre part, que cette pièce étant normalement habitée, ses parois principales (murs, plafonds, et parquet) ont une température moyenne de $+ 15°$. La capacité calorique de l'air étant de 0,2374, son poids spécifique étant de 1,293, le chiffre de calories nécessaires pour faire passer 400 mètres cubes d'air de $— 15°$ à $+ 15°$ sera

$$400 \times 1,293 \times 0,2374 \times 30$$

c'est-à-dire 3683 calories.

Dans un poêle en fonte dont la déperdition au point de vue calorique égale 35 o/o, un kilogramme de houille fournit à l'air ambiant 5.200 calories, et un kilogramme de coke donne environ 4.750 calories. La quantité de chaleur nécessaire pour élever de $30°$ la température de 400 mètres cubes d'air, peut donc être fournie par un poêle en fonte ordinaire, brûlant par heure 708 grammes de houille ou 775 grammes de coke. Cette quantité de combustible n'a rien d'excessif; elle peut être consommée dans un appareil très simple, de capacité moyenne, lequel pourra ainsi maintenir une température suffisante dans la pièce ayant le volume envisagé. On peut donc en conclure, que même par un froid rigoureux, on peut renouveler quatre fois par heure l'air d'une pièce; il sera facile par le chauffage de compenser le refroidissement causé par la ventilation (1).

---

(1) Ce raisonnement est schématique, et n'a pas d'autre prétention que d'aboutir à une simple approximation. Il ne tient pas compte, en effet, des variations du poids spécifique et du

Si d'après cette donnée, nous recherchons l'espace cubique à procurer à chaque homme, en tenant compte de l'action adjuvante de la ventilation, nous trouvons que pour assurer sans inconvénient le libre écoulement de 32 mètres cubes d'air dans une heure, il faut disposer de 8 mètres cubes par homme.

Dans toute installation d'urgence, on devra se baser pour la répartition des hommes à hospitaliser sur ce chiffre de 8 mètres cubes ; ce chiffre sera en quelque sorte le *coefficient d'espace cubique* ; on ne descendra au-dessous de ce coefficient, que si la clémence de la température permet d'ouvrir librement toutes les ouvertures du local, et d'avoir ainsi recours, sans gêne pour les habitants, à une ventilation suractive.

Nous ferons remarquer que pour les pièces dont la hauteur de plafond est égale à $3^m50$, le coefficient de surface précédemment indiqué coïncide assez exactement avec le coefficient d'espace cubique $(2^m30 \times 3^m50 = 8^m050)$. Or, bon nombre de pièces dans les locaux habités, à plus forte raison les salles de grandes dimensions, ont une hauteur égale à $3^m50$. Dans la pratique on n'aura donc pas à se préoccuper de l'espace cubique, et on

volume de l'air pendant son passage de — 15° à + 15°, de son refroidissement au contact des fenêtres, de l'inégale répartition de la température dans la pièce ; par contre, il néglige un facteur important de compensation lequel vient notablement en aide au chauffage : le calorique dégagé par le corps des habitants. Peu nous importe cependant une rigueur absolue ; il nous suffit que ce raisonnement nous donne une base d'évaluation approximative, permettant de nous guider pratiquement.

ne devra songer à espacer les hommes que si les pièces occupées sont relativement basses de plafond.

*Conditions pouvant faire varier le coefficient d'espace cubique.* — Le coefficient d'espace cubique n'a d'ailleurs pas une valeur absolue. Dans certains cas en effet, (hospitalisation d'urgence de courte durée), on peut descendre momentanément au-dessous sans inconvénients sérieux; ce chiffre de 8 mètres est donc ici présenté surtout pour fixer les idées; on doit le considérer comme une moyenne autour de laquelle il convient d'osciller dans la plupart des cas. Dans l'installation d'une formation sanitaire on doit en effet, au point de vue de l'espace cubique tenir compte surtout: 1º de l'urgence de l'hospitalisation; 2º du local; 3º des hommes que celui-ci doit abriter.

1º A la suite d'un violent combat, la préoccupation du volume d'air à donner à chaque homme passe forcément au second plan, celui-ci peut descendre à 5 mètres, même à 4 mètres. Ces chiffres sont d'ailleurs moins excessifs qu'on pourrait le croire *a priori*. A bord des navires, l'instruction du 1ᵉʳ mai 1897 (1) sur les transports par voie de mer, prévoit dans l'entrepont pour les hommes valides, 2ᵐ 50 en volume; pour les hommes malades logés dans les locaux couverts, soit dans les entreponts, soit dans les cabines. le nombre de places est calculé de façon que chacune ait au moins 4 mètres cubes. Ces chiffres sont évidemment des minima auxquels il est peu désirable de descendre.

(1) B. O. P. R. 1ᵉʳ semestre nº 17.

Lorsque l'urgence de l'hospitalisation oblige à resserrer les malades, la ventilation devra être proportionnellement activée, en prenant toutes les mesures jugées indispensables pour prévenir le refroidissement (chauffage, distribution de couvertures, rideaux, paravents improvisés pour atténuer les courants d'air, etc.)

2° On sera d'autant plus exigeant au point de vue de l'espace cubique, que le local sera plus difficile à ventiler. Des accidents dûs au mephtisme de l'air ou à l'encombrement, pourraient évidemment se produire dans des pièces basses de plafond, éclairées par quelques rares lucarnes, tandis qu'ils seraient facilement évités dans des pièces de même volume, largement pourvues de fenêtres.

3° Quant aux hommes à abriter, nous estimons qu'une distinction doit être faite entre les blessés présentant des traumatismes chirurgicaux, et les malades atteints d'affections internes. Les plaies chirurgicales ne se compliquent pas par le fait de l'encombrement, mais plutôt par le défaut d'antisepsie. Sans doute, il convient de rechercher, par la respiration d'un air pur, à relever l'état général des blessés plus ou moins débilités par les hémorrhagies, les privations. l'abattement moral ; mais l'indication est bien moins urgente pour eux que pour les hommes atteints d'affections médicales pures.

Il ne faut pas oublier, en effet, que l'hospitalisation d'urgence s'applique souvent à ceux-ci. Or, nous croyons devoir insister sur les graves dangers qu'il y aurait à accumuler dans un espace restreint des sujets atteints de fièvre typhoïde, de dyssenterie, de pneumonie. Pour ces malades auxquels il

2.

convient de procurer un air très peu souillé, et d'éviter les infections secondaires, nous estimons que le chiffre de 8 mètres cubes, très acceptable pour les blessés, ne saurait être adopté que pendant une courte période. Il sera nécessaire d'élever au plus tôt celui-ci à 15 ou 20 mètres.

*Difficultés d'aménagement.* — On aurait tort de croire que les locaux réquisitionnés sont toujours immédiatement prêts à recevoir des blessés. En général, un certain temps est nécessaire pour les approprier à leur nouvelle destination. Suivant leur origine, ces locaux sont plus ou moins encombrés d'un matériel ou d'objets qu'il s'agit de faire disparaître, ce qui nécessite souvent une manutention assez longue. Il est donc indispensable de prévoir la durée de l'aménagement du local, si l'on ne veut pas, au point de vue de la rapidité de l'installation, s'exposer à des mécomptes.

On conçoit qu'il soit difficile de formuler des règles précises pour l'appréciation de cette durée, laquelle sera évidemment très variable suivant les circonstances.

*Ressources pour les services accessoires.* — En dehors de l'abri, il y a lieu de s'enquérir pour les malades ou blessés, des soins et de l'alimentation à leur fournir. Les salles d'opérations et de pansements, la cuisine, devront être rapprochées des salles. Cela n'implique pas forcément qu'elles doivent être établies sous le même toit ; toutefois pour ne pas compliquer le service, et éviter la perte de temps résultant des allées et venues, il est désirable que les diverses parties et dépendances d'un même groupement sanitaire, soient comprises sur un espace ne dépassant pas 250 à 300 mètres dans son diamètre le plus grand.

PRINCIPAUX LOCAUX SUSCEPTIBLES D'ÊTRE EMPLOYÉS POUR L'HOSPITALISATION D'URGENCE. — APPRÉCIATION DE CES LOCAUX.

Ces locaux appartiennent à des types très divers; nous nous contenterons d'indiquer ici ceux que l'on utilise le plus volontiers.

*Maisons d'habitation.* — Nous avons précédemment fait ressortir tous les inconvénients (difficultés d'accès, morcellement du service), que présentent les maisons d'habitation ordinaires. Celles-ci ne sont généralement pas utilisables.

Il n'en est plus de même des grandes maisons bourgeoises ou des châteaux, aux multiples dépendances. Les grandes pièces, les couloirs et les paliers du rez-de-chaussée, peuvent recevoir les blessés les plus gravement atteints ; les pièces des étages supérieurs seront réservées aux blessés pouvant marcher, aux bureaux, au personnel de l'hôpital. Les remises pourront recevoir un certain nombre d'hommes couchés ; les arbres du jardin ou du parc serviront de charpente, suivant le système que nous indiquerons plus loin, à des tentes improvisées.

*Mairies.* — Les mairies ne sont que très rarement mises à la disposition du service de santé. Afin de pouvoir se procurer plus facilement auprès des autorités civiles, les renseignements qui lui sont utiles concernant la localité, et surtout pour mieux grouper ses divers bureaux, l'état-major s'installe, le plus souvent à la maison municipale. D'ailleurs, dans la plupart des villages, celle-ci ne contient, en dehors du bureau du secrétaire, qu'une ou deux salles peu importantes.

*Eglises.* — Souvent les églises ont été utilisées pour abriter des blessés. Cependant, il ne faut pas trop compter sur cette ressource. Les églises de village sont en général très petites, la présence d'un mobilier ordinairement fixe rend difficile leur aménagement. Nous ferons ensuite remarquer qu'elles sont souvent froides, mal éclairées ; que la ventilation s'y exécute difficilement ; qu'elles évoquent chez les sujets impressionnables, un sentiment de tristesse qu'il est bon d'éviter.

*Ecoles.* — Dans les villages, les écoles sont en général assez pratiques pour abriter les blessés ou les malades. Elles comprennent ordinairement une ou deux grandes pièces, que l'on a bientôt fait de transformer en salles de malades, en enlevant les bancs et les tables. On peut également tirer parti du préau, en clôturant celui-ci au moyen d'une grande toile ou d'une série de draps juxtaposés.

*Lycées, institutions diverses.* — Ces établissements peuvent être aisément convertis en hôpitaux. En effet, dans ce cas, on ne fait que substituer une collectivité à une autre.

Les dortoirs, les cuisines présentent un aménagement tout fait, qu'il n'y a pas lieu de transformer, mais seulement de compléter. Quant aux multiples grandes pièces (salles de classe, salles d'études réfectoires, etc...), elles offrent toutes les commodités désirables, si l'on veut catégoriser les malades ou installer à proximité les services accessoires. Nous ferons remarquer cependant que les grands établissements scolaires, que l'on ne rencontre d'ailleurs que très exceptionnellement en dehors des villes, sont bien rarement appelés à rendre service pour l'installation des ambulances ou des hôpitaux de campagne. Par contre, ils seront souvent utilisés avec profit pour l'installation des hôpitaux auxiliaires, et la création d'hôpitaux temporaires en arrière des armées.

*Salles publiques*. — Dans la plupart des villages importants et les chefs-lieux de cantons, existent quelques salles publiques (salles de bal, de réunion, de sociétés chorales ou musicales, etc.).

Ces salles, ordinairement assez spacieuses et peu encombrées, sont en général suffisantes pour abriter une cinquantaine d'hommes. Elles sont le plus souvent attenantes à un restaurant, ce qui permet d'avoir à proximité une cuisine et une ou deux pièces, que l'on réservera pour les opérations et les pansements.

Les salles publiques peuvent ainsi souvent former le noyau principal de l'installation d'une ambulance.

*Usines*. — Celles-ci ne sont utilisables que si elles n'abritent aucune industrie insalubre.

Les malades ou blessés seront répartis sous les halls ou hangars et dans les magasins. Des précautions spéciales devront être prises contre le refroidissement lorsqu'il y a insuffisance de clôture.

*Fermes*. — Une ferme comprend plusieurs parties : D'abord la maison d'habitation. Si l'on défalque les chambres nécessaires au personnel de la ferme, on voit que l'on n'y peut ordinairement disposer que d'une ou deux pièces peu spacieuses, souvent mal éclairées. Ces pièces ne peuvent abriter qu'un petit nombre d'hommes ; si l'on désire les utiliser comme salles d'opérations ou de pansement, on devra préalablement les aménager, et surtout leur faire subir un sérieux nettoyage.

Des écuries et des étables, dont il est évidemment impossible de tirer partie.

Le hangar des charrettes ; celui-ci permet d'abriter une douzaine d'hommes dans des conditions d'ailleurs très précaires ; cependant, lorsque le hangar est large et spacieux, on peut y placer perpendiculairement à son grand axe deux rangées de blessés parallèles, ce qui augmente beaucoup le rendement de l'abri. Quoi qu'il en soit, dans la plupart des cas, surtout lorsque le hangar n'est pas adossé à un mur, on devra préalablement l'entourer d'une clôture faite avec des bâches, des draps ou des couvertes, de façon à supprimer autant que possible les courants d'air.

Des greniers le plus souvent encombrés, et dont l'accès est d'ailleurs impossible à des hommes atteints de blessures, mêmes légères.

Quelquefois des granges à fourrages qu'il s'agit préalablement de déblayer ; or, cette opération est des plus laborieuses.

Le verger, lorsqu'il est bien disposé, peut, il est

vrai, permettre d'établir rapidement un certain nombre de tentes improvisées d'après les procédés que nous indiquerons plus loin.

Les fermes peuvent donc n'offrir, comme abris que des ressources très restreintes. Si l'on ajoute à cela que les cuisines sont tout à fait insuffisantes, on voit que les ambulances établies dans les fermes isolées ne doivent fréquemment compter, pour leur installation, que sur des procédés de fortune.

*Mise en état des locaux.* — Après avoir débarrassé les locaux de tous les objets inutiles, on prendra les dispositions les plus indispensables, pour placer les malades et blessés dans les meilleures conditions de bien-être et de salubrité. Dans beaucoup de cas on devra suppléer à l'insuffisance de l'espace cubique en activant la ventilation; des carreaux pourront être enlevés aux fenêtres; celles-ci pourront être laissées entre-ouvertes; pour remédier aux inconvénients résultant des courants d'air, on disposera des rideaux devant les ouvertures. Une cheminée allumée, en partie masquée par un écran, si l'on juge utile de limiter la chaleur rayonnante, favorisera très utilemeut la ventilation.

*A priori*, on pourrait craindre, en activant celle-ci, non seulement d'incommoder les malades, mais aussi de provoquer chez eux l'apparition de complications broncho-pulmonaires. Cette crainte est peu motivée. Le traitement de la tuberculose par l'aération permanente, même en hiver, démontre en effet suffisamment que la respiration d'un air froid n'est pas à redouter, et qu'il convient seulement de s'opposer surtout au refroidissement périphérique. Pour éviter celui-ci, on s'efforcera donc de délivrer aux malades et blessés des couvertures supplémentaires.

En hiver, lorsque l'hospitalisation doit se prolonger, on installera, si les locaux sont dépourvus de moyens de chauffage, quelques appareils très simples, par exemple des poëles, au besoin même des appareils improvisés.

*Insuffisance fréquente des locaux habités.* — Les locaux habités présentent souvent, au point de vue de l'hospitalisation, de réels avantages; ils offrent, en général, un abri plus efficace que les constructions légères telles que les baraques et les tentes. Malheureusement, ils peuvent être insuffisants ou faire défaut. Quelquefois même on doit délaisser des locaux souvent bien disposés, parce qu'ils sont susceptibles, en raison de leur situation stratégique, de devenir des centres de résistance, ou bien parce qu'ils abritent ou ont abrité des malades atteints d'affections épidémiques ; enfin, très souvent, les besoins de l'hospitalisation dépassent les ressources locales. Pour des raisons multiples, on devra très fréquemment avoir recours à des abris d'un autre ordre, tels que ceux que nous allons maintenant passer en revue.

## B. — Abris de fortune

Lorsque les locaux existants sont soit inutilisables pour la réception des blessés, soit insuffisants comme nombre, il est indispensable de créer rapidement des installations légères, offrant une garantie, sinon parfaite, tout au moins approximative contre les intempéries.

On aurait tort d'être exigeant pour la construction de ces abris, qui ne doivent avoir, en somme, qu'une existence temporaire, et dont le but est de protéger momentanément les hommes contre l'action directe des influences atmosphériques (soleil, vent, pluie, neige, etc...) Pour les cas urgents les moyens les plus simples et les plus expéditifs sont incontestablement les plus pratiques ; d'ailleurs, si l'installation sur place doit se prolonger, on devra soit améliorer ces abris et les rendre plus habitables, soit leur en substituer d'autres plus confortables.

*Création d'un abri. — a) Matériaux. —* Un abri se compose d'un revêtement soutenu par une charpente ou un support quelconque. Le revêtement peut être fourni par des bâches, des prélarts, des pièces d'étoffe ou de toile quelconque, par des couvertes ou des draps, assemblés au moyen de coutures rapidement faites, quelquefois par des planches ou des branchages. Les supports les plus divers peuvent être utilisés (perches en bois ou en fer, bambous, poteaux télégraphiques, troncs d'arbres, etc...).

*b) Forme. —* La forme la plus simple à donner à ces abris est celle d'un bonnet de police ou d'un toit, dont les parois latérales, inclinées l'une vers l'autre, se réunissent suivant une arête médiane horizontale. Pour cela, les montants de la charpente, disposés en forme d'A, sont réunis par une traverse horizontale. Sur cette charpente, on place un revêtement quelconque destiné à former les parois de l'abri, revêtement que l'on fixe solidement au sol, au moyen de piquets ou avec des pierres. On obtient ainsi une travée que l'on peut prolonger par d'autres travées semblables, suivant la longueur que l'on veut donner à l'abri.

Il peut être utile, dans certains cas, d'adopter une forme différente. C'est ainsi qu'un mur peut à la fois constituer le support et l'une des parois d'un abri ; dans ce but on fixe contre ce mur, un revêtement quelconque. L'abri possède ainsi la forme d'un triangle rectangle, dont le paroi verticale est formée par la muraille et le grand côté par le revêtement. Cette disposition est avantageuse à prendre lorsqu'on a, par exemple, sous la main, un grand nombre de planches, que l'on se contente d'adosser à une muraille.

*Quelques types d'abris.*

Suivant le conseil de M. le Médecin Principal Benech, on peut tirer un parti très avantageux des arbres dans les vergers, les promenades publiques, les avenues et le long des grandes routes. Des cordes ou des fils de fer tendus d'un arbre à l'autre, peuvent servir de supports à des toiles de tentes, prélarts, etc... A défaut d'arbres, les cordes peuvent être encore fixées à des crochets, ou des clous solidement plantés dans des murs. Les parois latérales sont maintenues solidement fixées au sol au moyen

de pierres ou de piquets. En très peu de temps,
on peut, par ce procédé, créer des installations pro-
visoires, capables de recevoir un grand nombre
d'hommes (voir ci-dessous).

La forme de ces abris ainsi construits au moyen

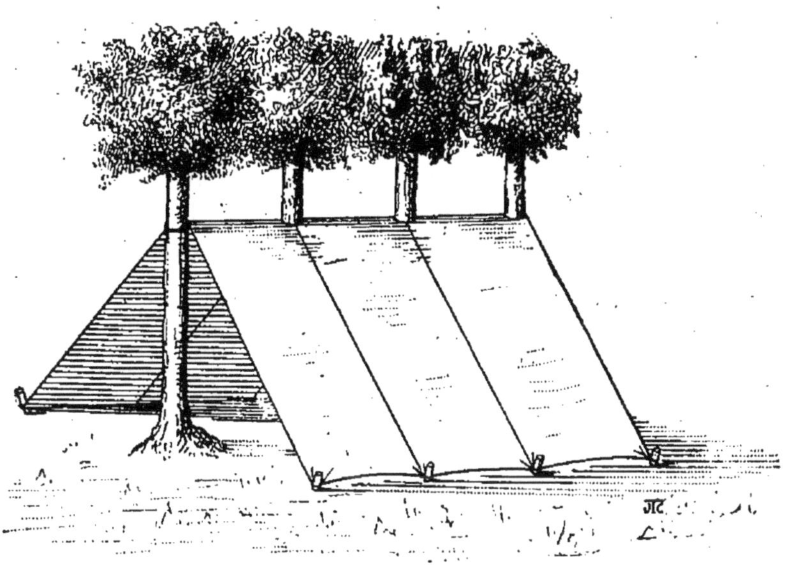

Fig. 1. — Abri improvisé.

de simples cordes tendues, variera selon les circonstances. La forme d'un triangle isocèle s'adapte à
la plupart des cas ; cependant, il est préférable
parfois, d'adopter la forme d'un triangle rectangle,
par exemple, lorsque les arbres servant de supports
sont plantés le long d'un fossé ; pour éviter celui-ci,
une des parois de l'abri sera verticale, et l'autre
fortement oblique.

Lorsque les arbres forment plusieurs rangées parallèles, par exemple sur les promenades publiques, on peut construire de grandes tentes en intercalant la toiture entre les rangées d'arbres ; ces tentes spacieuses offrent évidemment plus de confort pour les blessés, et rendent encore plus facile l'exécution du service.

Port recommande un abri de fortune de construction très simple, dont le rendement est sensiblement augmenté par la superposition des hommes couchés sur des brancards. Nous extrayons du travail du Médecin-Major Ecot sur les exercices d'improvisation médico-chirurgicale dans l'armée bavaroise (1) la description de cet abri de fortune.

« Sur un terrain convenablement choisi, on dessine un grand rectangle, subdivisé en rectangles inscrits, que l'on marque par des pieux de $1^m$ 50 environ, enfoncés en terre aux angles des rectangles. Aux quatre coins du grand rectangle, se trouvent quatre pieux, entre lesquels deux brancards superposés s'appuient sur des traverses brêlées aux pieux, ou bien, sont suspendus aux traverses au moyen de cordelettes. Les dimensions du rectangle total et des rectangles inscrits sont faciles à trouver : un brancard vide sert de gabarit.

» Le long des pieux des longs côtés du rectangle principal, sont solidement brêlés de grands arceaux de bois vert ; chacun des arceaux est composé de deux longues gaulettes flexibles unies par les extrémités fines, sur une assez grande longueur ; on

(1) *Archives de Médecine et de Pharmacie militaires* 1895. T. 25, page 504.

trouve leur dimension appropriées en les essayant d'abord avant de les ficeler deux à deux. La bâche est faite de toile de tentes-abris boutonnées par leurs bords ; on la soulève au moyen de perches, et on la dépose ainsi sur la charpente du toit.

» Cet abri temporaire très suffisant, d'exécution rapide et facile, peut être prolongé à volonté et modifié selon les ressources du moment. »

Dans un intéressant mémoire récemment paru dans les *Archives de Médecine et de Pharmacie militaires* (1), notre camarade M. le Médecin-Major Salle indique plusieurs procédés, permettant d'établir rapidement des abris improvisés au moyen des draps et couvertes contenus dans les approvisionnements des formations de l'avant.

Pour les détails d'exécution, nous renvoyons à la lecture du mémoire dont nous extrayons ici seulement la partie la plus essentielle.

Une équipe de 4 hommes dirigée par un caporal, est suffisante pour monter rapidement ces abris.

Les instruments nécessaires pour les confectionner sont : une scie à main, une hachette, 4 aiguilles d'emballeur ; comme accesoires, il faut : de la ficelle, des pointes de 5 centimètres.

Comme couverture de l'abri, utiliser les couvertes et draps contenus dans les approvisionnements ; la couverture de laine qui devient rapidement imperméable sous la pluie est à préférer.

Les draps ou couvertes en nombre nécessaire sont assemblés à l'aide de coutures en faux fil, faites à deux centimètres de chaque bord, avec une aiguille d'emballeur et de la ficelle fine ; avoir soin

(1) Août 1902.

de fixer la couture de distance en distance par un nœud ou un point très court ; le point normal sera de 8 à 10 centimètres.

Pour fixer les cordeaux de tirage, on établira à la périphérie des couvertes ou draps assemblés, un certain nombre de boutons, en enveloppant deux ou trois petits cailloux de la grosseur d'un gros pois, au moyen d'une ligature faite avec un brin de ficelle.

Les piquets de tirage seront en bois dur, rapidement confectionnés à la hachette, effilés à leur extrémité inférieure et pourvus en haut d'un crochet naturel ou entaillé.

Les piquets de tension ou de soulèvement (de préférence en accacia, orme ou tilleul), seront aussi droits que possible, et surmontés à leur partie supérieure d'une petite branche horizontale.

Les cordeaux de tirage seront en cordelette de 6 à 8 millimètres.

La corde médiane destinée au support des abris installés entre deux arbres devra être solide, et avoir au moins *un centimètre*. Pour faciliter et régler la tension de cette corde, on doit y préparer dans la portion non couverte, un garrot à l'aide d'un fragment de bois dur ou d'une tige métallique ; le garrot sera arrêté et fixé avec un brin de ficelle.

La dimension des abris varie évidemment avec la surface que l'on veut recouvrir, et le nombre d'hommes que l'on désire abriter sous chacun d'eux.

Avec 4 couvertes, on peut construire une tente-abri pour 8 blessés couchés sur brancard ; temps nécessaire, 45 minutes à une heure.

Lorsque le temps est favorable, on peut se contenter de tentes auvent ; dans ces conditions, avec 4 couvertes, on peut abriter 12 blessés ; temps nécessaire : 45 minutes à une heure,

Les couvertes assemblées au nombre de 9 sous forme de tente arabe peuvent abriter 18 blessés ; temps nécessaire : 2 heures.

## REMARQUES RELATIVES A LA CONSTRUCTION DES ABRIS DE FORTUNE

*a*) *Dimensions*. — Ces abris ne sont réellement pratiques, qu'à la condition d'être assez élevés, pour que l'on puisse y circuler aisément, sans être obligé de prendre une attitude trop inclinée, par conséquent fatigante, pour examiner ou panser les blessés. Lorsque l'abri a la forme d'un triangle isocèle, il est utile que sa hauteur mesure au centre, environ $2^m25$, et que la largeur soit de 5 mètres. On dispose ainsi, au centre de l'abri, sur une largeur de $1^m20$, d'un espace ayant une hauteur supérieure à $1^m70$, où par conséquent, on peut aisément se tenir debout. Les blessés seront placés perpendiculairement à l'axe de l'abri, en deux rangées parallèles, laissant au centre un espace d'un mètre environ. Afin d'être moins gêné par l'inclinaison de la toile pour l'exécution des pansements, les blessés dont les lésions portent sur la moitié supérieure du corps, auront la tête dirigée vers le centre de l'abri ; les hommes atteints de blessures des membres inférieurs seront placés en sens inverse.

Lorsque l'abri a la forme d'un triangle rectangle, la largeur sera de $2^m60$, de façon à permettre l'installation d'une rangée de blessés perpendiculaire à l'axe de l'abri.

*b) Solidité.* — Il va de soi que les abris de ce genre doivent présenter la solidité désirable pour résister à des coups de vent violents. Leur solidité dépend de la résistance de la charpente ou des supports, et aussi du mode de fixation au sol.

Parmi les types décrits ci-dessus, un des plus solides est incontestablement celui préconisé par M. le Médecin principal de 1ʳᵉ classe Benech, et qui utilise comme charpente les arbres et des cordes tendues. Il est nécessaire que les cordes tendues soient soutenues de distance en distance, au moins tous les 2 mètres, par des perches verticales, afin d'empêcher la flexion de la corde sous le poids de la couverture de l'abri. La présence d'un garrot, ainsi que le recommande M. le Médecin major Salle, est très avantageuse pour rétablir facilement la tension de la corde.

Il est utile que les parois latérales des abris de fortune descendent jusqu'à terre, et soient à leur partie inférieure, solidement fixées contre le sol. Pour recouvrir une plus large surface, on peut, en effet, être tenté de laisser un intervalle plus ou moins considérable entre le sol et l'extrémité inférieure des parois latérales, celles-ci se trouvant fixées par des cordes, à des piquets plantés à distance. Cette disposition nuit évidemment beaucoup à la solidité de l'abri ; elle n'est en somme susceptible d'être adoptée que d'une façon temporaire, lorsque l'atmosphère est calme et la température tout à fait clémente.

*c) Temps nécessaire à la construction.* — Le temps varie avec le type d'abri employé, avec le nombre et la qualité du personnel, la facilité plus ou moins grande que l'on a pour se procurer les matériaux et les amener à pied d'œuvre, etc.

Nous nous sommes livrés à quelques expériences, afin de déterminer le temps nécessaire pour la construction d'abris au moyen de cordes tendues entre plusieurs arbres. Nous nous servions de draps ayant 2$^m$25 de largeur pour 2$^m$80 de longueur ; ces draps étaient assemblés par des coutures faites avec une aiguille à matelas ; un homme, dans une heure, suffisait pour élever une travée de 6$^m$50 de longueur sur 5 mètres de largeur, pouvant abriter 13 hommes couchés ; dans le même temps, 8 hommes auraient donc pu élever des abris pour 100 blessés.

## DIFFICULTÉS QUE L'ON RENCONTRE POUR LA CONSTRUCTION DES ABRIS DE FORTUNE

Nous pensons que les abris de ce genre sont appelés à rendre de grands services dans tous les cas d'hospitalisation d'urgence, mais encore faut-il que l'on trouve rapidement les matériaux nécessaires ; or, il serait imprudent de compter toujours sur les réquisitions qui, même dans les conditions les plus favorables, font souvent perdre un temps précieux ; d'autre part, il n'est pas toujours sans inconvénient, de toucher pour les construire, au matériel contenu dans les approvisionnements ; aussi serait-il très désirable que l'on puisse trouver dans l'équipement normal du soldat, certains éléments susceptibles de se prêter à des aménagements improvisés.

### SERVICES QUE POURRAIT RENDRE LA TENTE INDIVIDUELLE

Les toiles de tentes-abris pourraient être utilisées dans ce but, mais, en France, leur emploi est loin d'être généralisé à toutes les troupes ; d'autre part, il serait nécessaire que les tentes-abris soient confectionnées de telle sorte, qu'elles puissent être aisément et rapidement réunies entre elles. Or, la tente réglementaire française n'est munie de boutonnières et de boutons que sur trois côtés, de telle sorte que le quatrième côté devrait être cousu, pour que les lais de toile puissent être juxtaposés ; cette petite opération complémentaire ne manquerait pas de faire perdre un certain temps ; aussi serait-il très utile que la tente-abri française fut munie de boutonnières et de boutons sur les quatre côtés.

### UTILISATION DE LA TENTE INDIVIDUELLE DANS L'ARMÉE ALLEMANDE, POUR ABRITER LES BLESSÉS

En Allemagne, toutes les troupes possèdent la tente-abri ; celle-ci, de forme carrée, est pourvue de boutonnières et de boutons sur tous ses côtés ; aussi est-il facile de réunir ces tentes les unes aux autres, et d'obtenir ainsi de grands carrés de toile, permettant de recouvrir de larges surfaces.

Le service de santé de l'armée allemande compte beaucoup sur l'utilisation de la tente individuelle pour abriter les blessés. Une notice pour le montage de grandes tentes improvisées au moyen des lais de toiles des tentes-abris a été rédigée par la Direction du service de santé, pour l'instruction pratique des infirmiers et des brancardiers régimentaires et d'ambulance.

Nous reproduisons les descriptions des principaux types de tente indiqués dans cette instruction.

a) Le modèle représenté figure 2 est dressé au

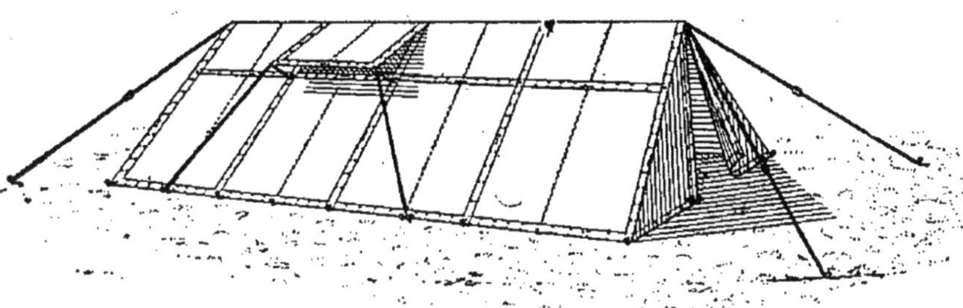

Fig. 2. — Tente d'hôpital improvisée avec les tentes-abris de l'armée allemande.

moyen de 16 toiles avec les accessoires correspondants (cordes et supports). Ces accessoires, empruntés à l'équipement du soldat, sont même en excédent, c'est ainsi que le montage de cette tente n'exige que 20 supports ajustables, or l'emploi de 16 tentes permettrait d'en disposer de 32, si l'on utilisait tous leurs accessoires.

Les toiles sont réunies sur 3 rangées de 4, pour former la toiture ; celle-ci est soutenue par 5 supports, traversant en haut les boutonnières métalliques des toiles ; les supports sont latéralement maintenus par 2 cordes fixées au sol. Chaque extrémité de la tente est fermée par deux toiles repliées en diagonale. Pour permettre la ventilation, on peut relever en partie, au moyen de 2 supports, une des toiles de la toiture.

Cette tente est très pratique, elle peut recevoir environ 20 hommes blessés légèrement, ou bien 8 à 10 hommes grièvement blessés, et couchés sur des brancards. Enfin, elle est suffisamment confortable, pour que l'on ait pu prévoir de l'utiliser comme abri pour les blessés, au besoin pendant plusieurs jours.

Le seul reproche que l'on puisse faire à cette tente, est le défaut de solidité de la charpente ; les supports ajustables réglementaires des tentes-abris sont, en effet, un peu fragiles ; aussi lorsque l'installation sur place doit se prolonger quelque temps, est-il recommandé de remplacer ces supports par des perches suffisamment résistantes.

*b*) Lorsque les conditions atmosphériques le permettent, on peut construire de grandes tentes ouvertes à chaque extrémité.

*c*) Le modèle indiscutablement le meilleur est celui représenté fig. 3. Cette tente se compose de 22 lais de toile, de 2 piquets ajustables pour le faîtage, et de 2 perches destinées à servir de supports verticaux ; chaque extrémité est fermée par trois toiles disposées en diagonale. Pour donner de l'air et de la lumière, on soulève une des toiles du milieu, que l'on soutient au moyen de petits supports réglementaires. Cette tente peut recevoir 10 à 12 blessés couchés sur des brancards, et des paillasses, ou 20 hommes légèrement blessés.

Les tentes de ce genre ne laissent rien à désirer ;

elles ne sont certainement pas inférieures comme
solidité et comme abri aux types les meilleurs, employés jusqu'ici ; aussi, dans l'armée allemande,
toutes les voitures de transport pour malades, et
tous les fourgons des compagnies sanitaires sont
munis de cinq perches pour en faciliter la construction. Les infirmiers et les brancardiers dans
les régiments et les hôpitaux, sont entraînés au

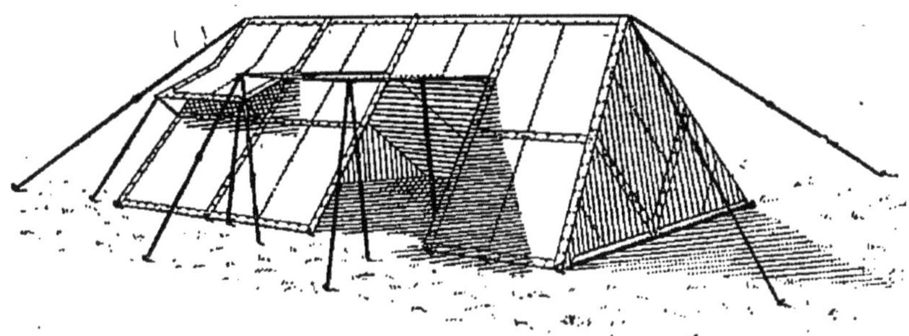

Fig. 3. — Grande tente d'hôpital improvisée avec les tentes-abris
de l'armée allemande.

montage de ces divers modèles de tentes, qu'ils
arrivent à élever très rapidement.

Dans l'armée allemande, la tente-abri semble
donc destinée à jouer un rôle important au point de
vue de l'hospitalisation des blessés.

En France, le modèle réglementaire (1) ne faisant
pas encore partie de l'équipement normal du soldat, on ne peut fonder aucune prévision au sujet de
l'utilisation de cette tente. Cependant, si des consi-

(1) Décision ministér. (5 octobre 1898).

4

dérations basées probablement sur le poids de la tente-abri, empêchent de généraliser son emploi, ces considérations n'existent pas pour les troupes du service de santé. L'introduction de la tente abri, dans leur équipement régulier, ne représenterait, en effet, qu'une surcharge peu importante largement compensée d'ailleurs, par l'absence du fusil et des cartouches ; elle aurait pour avantage de mettre en temps normal, à la disposition des hommes un élément de protection nullement à dédaigner au bivouac, et, en cas d'affluence de blessés, de fournir aux formations sanitaires une ressource précieuse au point de vue de l'hospitalisation. On aurait ainsi sous la main, à l'ambulance, près de 200 tentes-abris, et à l'hôpital de campagne une quarantaine environ. Ces tentes-abris seraient insuffisantes pour permettre de parer à toutes les éventualités ; elles constitueraient cependant un appoint assez important, que l'on serait heureux de trouver dans les cas difficiles.

### AMÉLIORATION DES ABRIS DE FORTUNE

On peut reprocher aux abris de fortune en général, de ne garantir que très incomplètement contre l'excès de chaleur et contre le froid. Cette objection n'a qu'une valeur tout à fait relative, ces abris n'ayant ordinairement qu'une durée éphémère. Cependant, il est bon de savoir que, grâce à certains aménagements complémentaires, ces abris peuvent être sensiblement améliorés, et dans ce cas, suffire aux besoins d'une hospitalisation d'une certaine durée.

*a) Moyens de protection contre l'excès de chaleur.* —
Avec les installations ci-dessus décrites, il est assez
facile, dans nos climats, de se défendre contre l'excès de chaleur. En relevant les parois latérales, on
détermine une aération large, abondante, qui rend
le séjour sous l'abri d'autant plus supportable, que
la toiture protège d'autre part d'une façon suffisamment efficace contre l'action des rayons solaires.
Lorsque les conditions le permettent, on peut encore établir ces abris à l'ombre des grands arbres,
qui augmentent, à ce point de vue, la protection.

*b) Moyens de protection contre le froid.* — *Tente
improvisée à double paroi.* Pour se garantir contre
le froid, on peut doubler la paroi, en superposant
par exemple, deux enveloppes de toile. Un intervalle de quinze à vingt centimètres doit exister entre ces deux enveloppes ; la couche d'air ainsi inter-
posée, en raison de sa conductibilité médiocre,
s'oppose efficacement aux échanges de température
entre l'air intérieur de l'abri et l'air extérieur ; la
protection à ce sujet sera d'autant plus efficace que
l'intervalle entre les deux parois sera lui-même
plus considérable. C'est d'après ce principe que
sont d'ailleurs construites les tentes d'hôpital, dont
nous parlerons plus loin, et dont la valeur hygiénique a été démontrée par des expériences nombreuses.

Pour établir cette double paroi, on peut construire, extérieurement à l'abri, une deuxième charpente destinée à soutenir le revêtement extérieur.
Lorsque le support de l'abri est fait d'une simple
corde tendue, cette façon de procéder ne présente
aucune difficulté. Lorsque la charpente est faite de

montants en bois ou en métal, il est plus expédi-
tif de placer la deuxième enveloppe à l'intérieur, en
la suspendant aux montants de la charpente.

Nous sommes convaincu que les abris de fortune
améliorés d'après les indications ci-dessus ne doivent pas être, au point de vue hygiénique, sensiblement inférieurs aux tentes d'hôpital, et qu'ils
peuvent suffire pour abriter des blessés pendant
une assez longue période.

## C. — Abris transportables

Dans l'hospitalisation d'extrême urgence, par
exemple aussitôt après un combat, on ne peut
compter pour abriter les blessés, que sur les ressources locales ou les moyens de fortune rapidement improvisés. Mais la situation ne va pas tarder
à se modifier ; parmi les blessés recueillis, beaucoup seront évacués dès les premiers jours ; un
certain nombre d'entre eux (15 o/o environ, d'après
les données les plus vraisemblables), intransportables en raison de la gravité de leurs lésions, devront être traités sur place. Pour les blessés de cette
dernière catégorie, on ne devra pas se contenter des
abris sommaires que seule l'urgence des besoins a
pu faire adopter au début, il sera nécessaire de
créer des installations suffisamment confortables.

Pour arriver à ce résultat, on devra améliorer
suffisamment les conditions de l'hospitalisation sur
place dans les locaux habités ou sous les abris de

fortune ; on pourra créer des baraquements ; enfin, si les circonstances s'y prêtent, on se procurera dans le service de l'arrière, des abris transportables.

Les abris transportables employés jusqu'ici pour abriter les blessés sont : 1° les tentes ; 2° les baraques démontables ; nous croyons devoir ajouter une troisième variété d'abris représentés par certaines constructions légères transportables, que l'on pourrait se procurer aisément par voie de réquisition.

1° TENTES

*Services rendus par les tentes, pour l'hospitalisation en temps de guerre.* — Nous ne ferons pas ici l'historique de l'hospitalisation sous tentes ; nous renvoyons, à ce sujet, aux articles publiés par Michel Lévy et Boisseau (Art. *Camp.*, *Dict. encycl. des sc. médic.*) et par Sarrazin (Art. *Hôpital*, *Dict. de méd. et chir. pratiques*).

Avant l'antisepsie, les blessés guérissaient toujours mieux sous les tentes que dans les grands hôpitaux ; les faits observés pendant les plus récentes campagnes, montrent également que la chirurgie de guerre peut obtenir, dans des conditions sommaires en apparence, des résultats excellents ; enfin, les malades atteints d'affections internes, supportent très bien le séjour sous la tente. C'est ainsi que pendant la guerre d'Orient, le pourcentage des décès cholériques fut deux fois moins élevé parmi les malades traités sous la tente que parmi les malades traités dans les hôpitaux (Michel Lévy) ; en

Algérie, pendant l'épidémie de typhus en 1867, on se trouva très bien des ambulances sous tentes. Bien entendu, certaines précautions sont à prendre, relativement à l'installation des tentes destinées à l'hospitalisation de blessés ou de malades.

Au point de vue du confort comme au point de vue de la protection contre les intempéries, les tentes peuvent se diviser en deux groupes principaux : les tentes à simple paroi et les tentes à double paroi.

*Tentes à simple paroi.* — Une mince couche de toile, ne constituant qu'une faible protection contre les variations de température, on pourrait craindre *à priori*, que les tentes à simple paroi ne soient insuffisantes, sous nos climats, pour abriter des blessés par les températures extrêmes de l'été et de l'hiver.

Cependant, sous les tentes de ce genre, on réussit assez facilement à se défendre contre l'excès de chaleur, en employant les procédés recommandés et bien connus pour activer la ventilation ; d'autre part, il est également possible de se garantir assez bien contre le froid. Les Américains, pendant la guerre de Sécession, les Russes, pendant la campagne des Balkans, ont pu maintenir, même en hiver, une température suffisante sous les tentes à simple paroi. Dans l'ambulance américaine établie à Paris, Cours-la-Reine, en 1870, les tentes des malades n'avaient qu'une simple paroi ; la toile de la toiture seule était double ; cependant la température y fut toujours très supportable.

Nous indiquerons plus loin les moyens de chauffage qui conviennent aux installations sous tentes.

Les tentes à simple paroi peuvent donc, à la rigueur, servir à l'hospitalisation ; celles que l'on pourrait utiliser dans l'armée française, pour abriter les blessés, devraient être empruntées par le Service de santé à l'Intendance (service du campement) ; ces tentes sont de deux modèles, la tente conique à seize hommes, et la tente de conseil.

*Tente conique.* — La tente conique est peu pratique ; le cube d'air qu'elle renferme est peu considérable ; on ne peut se tenir debout qu'au centre même de la tente ; la paroi latérale n'ayant que peu de hauteur, ne permet qu'une faible ventilation lorsqu'on la soulève ; enfin, il est impossible de disposer sous ces tentes dans des conditions convenables, un matériel de literie quelconque ; les paillasses ne peuvent être qu'en contact direct avec le sol, aussi sont-elles sujettes à s'infecter rapidement. Au siège de Metz, les tentes coniques employées pour abriter les blessés ont donné la mesure de leur insuffisance ; aussi ne nous semble-t-il pas légitime d'en recommander ici l'emploi.

*Tente de conseil.* — Les tentes de conseil, plus spacieuses, seraient seules utilisables ; mais il n'en existe qu'un petit nombre dans les approvisionnements. En outre, elles ne pourraient recevoir que très peu d'hommes, une demi-douzaine au plus, ce qui obligerait à morceler le service.

L'emploi des tentes réglementaires à simple paroi n'offrirait donc que des avantages médiocres au point de vue de l'hospitalisation d'urgence en temps de guerre.

*Tentes à double paroi*. — Ces tentes sont bien plus confortables; aussi méritent-elles réellement le nom de tentes d'hôpital qu'on leur donne habituellement; grâce à la couche d'air qu'elles emprisonnent dans leurs parois, elles peuvent s'adapter aux conditions climatériques les plus variées. Des essais nombreux, faits en divers pays, en particulier en France et en Allemagne, ont montré que ces tentes étaient très habitables, même en hiver. On peut également les employer dans les pays chauds; c'est ainsi que dans l'Inde, le field-hospital anglais, formation sanitaire qui correspond à la fois à notre ambulance et à notre hôpital de campagne, est pourvu d'un grand nombre de petites tentes à double paroi pouvant abriter six à huit blessés. — A Madagascar, on s'est assez bien trouvé de ces tentes lorsqu'elles étaient établies à l'ombre des grands arbres (Sabatier).

Les tentes à double paroi, réglementaires dans l'armée française, sont: la grande tente Tollet et la tente Herbet. Ces deux tentes se composent d'une charpente métallique et d'une double enveloppe; l'enveloppe extérieure est en toile épaisse résistante; l'enveloppe extérieure est en coton. La tente Tollet a une forme ogivale; la tente Herbet a la forme d'une maisonnette rectangulaire avec une toiture assez fortement inclinée et des murailles verticales. Dans la tente Herbet, l'espace cubique réservé à chaque homme est plus considérable que dans la tente Tollet; son montage est, en outre, plus facile; la double paroi emprisonne une couche d'air plus épaisse; elle paraît donc légèrement supérieure à cette dernière au point de vue de l'hospitalisation en temps de guerre.

Ces tentes à double paroi sont très pratiques pour abriter les blessés ; cependant leur prix très élevé s'oppose, dans une certaine mesure, à l'extension de leur emploi ; c'est ainsi qu'une tente pour 12 hommes coûte près de 3.000 francs. Dans ces conditions, un hôpital de 1.000 lits reviendrait donc pour l'abri seulement, à 250.000 francs ; aussi n'existe-t-il qu'un petit nombre de tentes d'hôpital dans les approvisionnements du Service de santé.

*Tentes improvisées à double paroi.* — On peut d'ailleurs se demander, s'il ne serait pas possible d'obtenir une garantie suffisante contre les variations atmosphériques, au moyen de simples tentes improvisées construites avec double paroi, d'après les indications fournies plus haut (page 39). Nous sommes persuadés que la chose est parfaitement réalisable ; il serait évidemment très facile, par exemple, de doubler la paroi des tentes improvisées construites d'après le système adopté dans l'armée allemande ; aussi nous pensons que la tente individuelle, laquelle se prête à la construction des tentes de ce genre, pourrait rendre de grands services non seulement à proximité du champ de bataille, mais aussi dans le service de l'arrière, pour l'hospitalisation temporaire et permanente des blessés ou malades intransportables.

## 2° BARAQUES DÉMONTABLES

Ces baraques appartiennent à des modèles très variés, que nous n'avons pas l'intention de décrire ici ; ceux que leur étude intéresse pourront se reporter au livre très complet de Von Coler et Woërner (1).

Les baraques réglementaires transportables en France, sont les baraques Doecker et Espitalier-Woërhlin ; elles se composent d'une série de panneaux mobiles juxtaposables, formés d'un cadre en bois, sur lequel se trouve appliqué un double revêtement en carton durci ; un intervalle de quelques centimètres existe entre les deux lames de carton ; la charpente de la baraque Doecker est en bois ; celle de la baraque Espitalier-Woërhlin est faite aves des tubes de fer.

Ces baraques sont satisfaisantes au point de vue de l'hygiène. Elles protègent assez bien contre les variations de la température extérieure, ainsi que le démontrent des expériences nombreuses faites en France et à l'étranger ; elles sont faciles à chauffer par les froids les plus rigoureux, à la condition, il est vrai, de consommer une assez forte quantité de combustible ; en été et dans les pays chauds, elles protègent assez bien contre la chaleur, lorsque l'on a le soin d'établir une large ventilation, en soulevant les parois latérales, ou bien de garantir la toiture par un velum ou un surtoit contre l'action des rayons solaires. Enfin, comme elles sont démontables et relativement légères, il semble, *a priori*, qu'il soit assez facile de les faire parvenir en temps utile sur les points où les réclament les besoins de l'hospitalisation.

Ces baraques sont appelées à rendre service, toutes les fois qu'il s'agit de créer rapidement, sur

(1) *Die transportable Lazareth-Barake*, par Dr Von Coler et Dr Werner, Berlin 1890.

un point quelconque, une hospitalisation de longue
durée ; malheureusement, elles ont le gros inconvénient de coûter fort cher, aussi le service de santé
et les diverses Sociétés de secours aux blessés n'en
possèdent qu'un nombre très restreint.

Il serait d'ailleurs possible de se procurer, en
temps de guerre, par voie de réquisition, des tentes
et des baraques démontables assez analogues aux
tentes et baraques réglementaires, et pouvant
rendre, à peu près, les mêmes services.

### 3° ABRIS TRANSPORTABLES FOURNIS PAR VOIE DE RÉQUISITION

Nous pensons qu'il y aurait quelques avantages
à se procurer, par voie de réquisition, pour l'hospitalisation temporaire en arrière des armées, un
certain nombre d'abris transportables, tels que :

1° Des baraques ou tentes foraines ;

2° Des tentes ou baraques analogues à celles que
possèdent les entrepreneurs de fêtes ou de ban-
quets ;

3° Des constructions légères, analogues à celles
qui servent aux concours agricoles où régionaux.

Ces abris sont en général, construits de telle
façon, qu'on peut les élever rapidement en quelques
heures. En outre, destinés à contenir un grand
nombre de personnes pendant des représentations
quelquefois assez longues, ils garantissent suffisamment contre les intempéries ; nous sommes convaincu qu'avec quelques dispositions complémentaires, faciles à prendre dans la plupart des
cas, au sujet de la ventilation et du chauffage, ils

pourraient, sans inconvénient, assurer le couvert à des blessés, même en hiver.

Il y aurait évidemment une sélection très sévère à exercer parmi ces abris, qui diffèrent beaucoup par leurs formes, leurs dimensions et leur valeur hygiénique.

On ne retiendrait que les tentes et baraques d'un montage et d'un transport faciles, assez spacieuses pour abriter un certain nombre d'hommes, et suffisamment confortables pour remplir efficacement le rôle auquel on les destine.

Au moment d'une mobilisation générale, ces baraques ou tentes pourraient être requises à un prix d'autant moins élevé, qu'elles resteraient sans emploi par suite de la suppression des réjouissances publiques.

La réquisition de ces tentes et baraques constituerait une réserve, où l'on pourrait puiser pour la constitution rapide des hôpitaux temporaires, et même des hôpitaux auxiliaires de campagne.


## D. — Abris improvisés fixes et baraquements


Les abris que nous venons de décrire, ont comme principal avantage de pouvoir être déplacés s'il en est besoin. Dans certaines circonstances, surtout lorsque les blessés doivent séjourner longtemps sur le même point, on peut utiliser des constructions fixes, plus massives, ordinairement supérieures aux précédentes, au point de vue de la

protection contre les influences atmosphériques.
Parmi ces constructions, nous distinguerons : 1°
les abris fixes improvisés avec les éléments trouvés
sur place ; 2° les baraquements.

### 1° ABRIS FIXES IMPROVISÉS

Pour la construction de ces abris, on emploie,
comme charpente : des solives, des troncs d'arbres,
des poteaux télégraphiques, des rails de chemins de
fer, etc...; comme toiture, on peut utiliser toute
substance imperméable à la pluie et aux rayons de
soleil (carton-cuir ou bitumé; paillassons de
chaume ou d'herbages, bâches ou prélarts gou-
dronnés, tôle, lames de fer ou de zinc, etc...) ; pour
former les parois, on peut employer les mêmes matériaux que pour la toiture, ou même se contenter
de remplacer les intervalles de la charpente avec
de la paille, de la terre séchée au soleil, des briques, etc... En un mot, on peut se servir, pour la
construction de ces abris, des matériaux les plus
divers, trouvés à sa portée.

Dans les guerres européennes, on a eu plusieurs
fois recours à des abris de ce genre. C'est ainsi que
devant Plewna, les Russes ont utilisé de simples
huttes, dont la toiture était en planches, et les murs
construits avec des mottes de gazon.

Aux manœuvres du Service de santé du Gouver-
vernement militaire de Paris en 1897, on a pu voir à
l'hôpital d'évacuation installé à la gare de Ver-
sailles, un abri improvisé de la façon suivante.
La charpente était faite avec des rails Decauville ;
des prélarts de chemin de fer formaient la cou-

verture. Cet abri était remarquablement solide ; il avait été construit par le service du génie en quelques heures ; en augmentant sa longueur, il eut été facile d'obtenir une construction susceptible de recevoir en grand nombre de blessés.

Le Médecin-major prussien Haasse recommande l'emploi de huttes en paille. Ces huttes auraient l'avantage de pouvoir être rapidement construites ; il est utile, cependant, de faire à leur sujet certaines réserves, en raison des dangers d'incendie auxquels elles exposent.

Les abris fixes improvisés, tels que ceux que nous venons de signaler pourraient-ils rendre de grands services en temps de guerre ? Nous ne le croyons pas. En effet, si l'on désire établir sous des abris de ce genre plusieurs centaines de blessés, l'installation réclamera, non pas un ou deux jours, mais au moins une semaine ; en outre, il est certain, qu'au point de vue de l'hygiène, ces abris, évidemment très sujets à s'infecter, ne tarderaient pas à présenter de réels inconvénients.

Faute de temps, on ne pourra donc pas les utiliser largement dans les formations sanitaires de l'avant, et d'autre part, dans les services de l'arrière, il ne serait probablement pas sans danger d'y avoir recours pour une hospitalisation prolongée.

On devra les réserver surtout pour les hospitalisations de passage, par exemple à l'hôpital d'évacuation, comme locaux complémentaires destinés à recevoir les malades et les blessés pendant un ou deux jours.

L'hospitalisation d'une certaine durée doit utiliser des abris plus confortables ayant une valeur réellement démontrée par l'expérience, par exemple les baraquements fixes.

## .2º BARAQUEMENTS

L'idée d'employer des baraques pour recueillir les blessés est très ancienne ; elle a été souvent mise en pratique pendant les guerres de la Révolution et de l'Empire.

Pendant la campagne de Crimée, les blessés anglais ont été souvent soignés dans des baraques, dont le type désigné sous le nom de Crimean Hut, se trouve décrit et dessiné dans les traités d'hygiène militaire de Hammond et de Parkes.

Les Américains, surtout, ont fait un large emploi de ces baraques ; la plupart des grands hôpitaux militaires utilisés pendant la guerre de Sécession furent des hôpitaux baraqués.

En France, pendant la guerre de 1870, on fit également usage des baraques pour abriter les blessés. A Paris, les ambulances de Courcelles, du Luxembourg, de Longchamps étaient de véritables hôpitaux baraqués ; dans ces ambulances, la chirurgie donna des résultats relativement satisfaisants, surtout lorsqu'on les compare à ceux qui furent obtenus dans les hôpitaux ordinaires, ou dans les ambulances installées dans les bâtiments publics (Ecole des Arts et Métiers, Ecole des Ponts et Chaussées, Palais de l'Industrie et même Grand-Hôtel).

Les baraques employées pour l'hospitalisation appartiennent à des types extrêmement variés ; elles sont plus ou moins confortables, suivant qu'elles sont à simple ou double paroi, suivant qu'elles sont munies d'un plancher, suivant les dispositions prises au point de vue de la ventilation et du chauffage; certaines baraques même sont luxueuses au point de vue de l'aspect extérieur et de l'aménagement; ce ne sont plus des hôpitaux mais de véritables châlets pour malades.

Bien entendu, nous ne recommandons point ici des constructions de ce genre; il est d'ailleurs reconnu que des types très simples peuvent suffire, en particulier celui désigné sous le nom de *baraque américaine*. Cette baraque se compose d'un simple rez-de-chaussée surélevé; à la partie supérieure de la toiture et sur toute la longueur de la baraque existe une ouverture large de 0$^m$30 environ, qui permet à l'air vicié de s'échapper au dehors; un surtoit à pentes parallèles à celles du toit recouvre cette ouverture, de façon à empêcher que la pluie tombe dans la baraque; l'espace existant entre le surtoit et la baraque peut être fermé au moyen d'un petit panneau mobile, qu'on laisse ouvert pendant l'été, et qu'on abaisse en partie pendant l'hiver. Le chauffage est obtenu au moyen de poêles en fonte; ceux-ci sont entourés d'une gaîne métallique formant appel autour du poêle, et favorisant ainsi la propagation de la chaleur dans l'intérieur de la baraque; d'autre part, le tuyau d'évacuation du poêle est, à sa partie supérieure, entouré d'une gaîne aspiratrice, de telle sorte que la ventilation et le chauffage se trouvent combinés.

Ce type de baraque est assez facile à reproduire et, en cas d'urgence, peut être rapidement exécuté, soit par le service du génie, soit par la main d'œuvre locale.

*Baraques-tentes*. — Lorsque le temps presse, on peut se contenter de baraques-tentes, c'est-à-dire de constructions moitié en bois, moité en toile ou en toute autre substance légère, telle que le carton imperméable. Il suffit de fixer solidement en terre les montants destinés à former la charpente de la baraque; les intervalles sont comblés par de la toile ou par la substance employée comme revêtement. S'il est possible, la toiture de la baraque sera complètement construite en bois et recouverte avec des tuiles, de façon à mieux protéger contre les influences atmosphériques; quant aux parois latérales, moins importantes, elles peuvent, sans inconvénient, être en toile double.

Ces baraques-tentes ne sont, en quelque sorte, que de simples hangars, que l'on peut construire deux fois plus rapidement que les baraques ordinaires de même dimension. Il est d'ailleurs facile de les transformer complètement en baraques; il suffit, pour cela de remplir les intervalles de la charpente par des parois en planches. On construira donc des baraques-tentes toutes les fois que l'on sera pressé par le temps, ou lorsque l'on n'aura pas trop à lutter contre les rigueurs de la température; plus tard, s'il en est besoin, ces baraques-tentes seront converties en baraques ordinaires.

# E. — Abris utilisables dans les expéditions coloniales (1)

Dans les pays tropicaux, les abris utilisables pour l'hospitalisation ne sauraient être les mêmes que ceux reconnus suffisants pour les pays tempérés. En raison des conditions climatériques différentes, il convient, sous les tropiques, de se défendre avant tout contre l'élévation de température et l'ardeur excessive des rayons solaires pendant le jour, soit en se protégeant efficacement contre l'abaissement de température pendant la nuit, et aussi contre les pluies torrentielles à certaines périodes de l'année.

Par une large ventilation, on luttera donc contre l'élévation de température; d'autre part, une toiture épaisse et suffisamment résistante garantira tout à la fois contre les rayons solaires, la radiation nocturne et la pluie.

On peut avoir recours à deux variétés d'abris : 1° les tentes ; 2° les constructions légères improvisées.

(1) Pour la redaction de ce chapitre, nous nous sommes en grande partie inspiré des documents que nous ont très obligemment fournis M. le Médecin principal Nimier et nos camarades les Médecins-majors Vallois, Sabatier et Moinjeard; nous leurs exprimons ici nos bien vifs remerciements.

## TENTES

L'emploi des tentes dans les colonies a été, avec
raison d'ailleurs, fortement critiqué. Il est incon-
testable en effet, qu'une tente à simple ou double
paroi est inhabitable sous les tropiques, lorsqu'elle
est directement exposée aux rayons du soleil. Dans
ces conditions, l'air de la tente possède une température au moins égale à celle de l'air extérieur, et
en outre se trouve sensiblement plus chargé d'humidité ; aussi n'est-il pas rare d'observer les accidents graves du coup de chaleur chez les hommes
au repos, sous une tente mal abritée.

La tente ne peut rendre service dans les pays
chauds, qu'à la condition d'être placée à l'ombre,
en particulier sous les grands arbres, qui entretiennent autour d'eux un peu d'humidité et de fraî-
cheur. C'est ainsi que le Médecin-major Sabatier,
à Madagascar, s'est bien trouvé, pour abriter ses
malades, de l'emploi des tentes Tortoises ; celles-ci
étaient dressées sous d'énormes tamariniers qui formaient une ombre presque impénétrable aux rayons
du soleil.

Dans l'armée anglo-indienne, le field-hospital
comprend un certain nombre de tentes pour malades, susceptibles de recevoir chacune de six à
douze hommes ; ces tentes, en forme de bonnet de
police, sont à double paroi ; la paroi extérieure ne
descend pas jusqu'au sol, de telle sorte qu'un courant d'air circule constamment entre les deux parois. Il est recommandé que les tentes du field-hos
pital soient, autant que possible, dressées à l'ombre.

Lorsque les tentes sont établies sous les arbres, la présence des moustiques constitue souvent un inconvénient, et même un danger que l'on doit chercher à éviter, en distribuant aux hommes, des moustiquaires.

### CONSTRUCTIONS LÉGÈRES IMPROVISÉES, PAILLOTTES, HUTTES, GOURBIS

Dans les colonies, on emploie souvent des constructions en branchages, en bambous, en chaume, désignées sous le nom de huttes, de paillottes, de gourbis, que la main-d'œuvre indigène est très experte à construire. Les montants sont représentés par des perches en bois, en bambous, en nervures de palmier, etc... La couverture est faite avec des branches d'arbre, des feuilles de palmier, des grandes herbes, de la paille, etc. Ces constructions, très légères, peuvent être déplacées facilement. Lorsqu'on suppose le sol infecté par un séjour prolongé sur un même point, on les démonte pour les établir plus loin ; si le déplacement doit se faire à peu de distance, quelques hommes suffisent pour les transporter sans les démonter.

Au Tonkin, les infirmeries-ambulances furent souvent établies dans de simples paillottes, que l'on faisait construire en quelques jours par les tirailleurs indigènes. Les hautes herbes, qui couvraient le pays, les bambous poussés le long des arroyos ou des rizières, en fournissaient exclusivement les matériaux. L'ossature était généralement formée de bambous plantés dans le sol, et reliés entre eux par d'autres bambous. Le tout était recouvert de claies ou plutôt de paillassons en herbes ; les herbes longues de un mètre et plus, étaient disposées en couches régulières et fixées par de très longues baguettes flexibles, taillées dans des bambous. Ce paillassons longs de 5 à 6 mètres, et larges de un mètre, formaient la toiture et les parois latérales. L'une des parois latérales des paillottes était percée de portes, et, sur leur moitié supérieure, les paillassons étaient mobiles, et pouvaient être relevés de façon à former vérandah. L'intérieur des paillottes était subdivisé en plusieurs stalles par des cloisons de paillassons de 1<sup>m</sup>50 environ de hauteur, et dans chaque stalle un lit de camp pouvait recevoir 5 ou 6 malades. Ces paillottes fournissaient un bon abri contre le soleil, le vent et la pluie ; le seul danger était l'incendie (*Notes inédites de M. le Médecin principal Nimier*).

Pendant la campagne du Dahomey, la colonne expéditionnaire se servait souvent d'abris analogues. Les porteurs indigènes, munis de sabres à abatis, destinés à frayer le passage de la colonne et à débroussailler le terrain de bivouac, avaient vite fait de construire des huttes. Le soin apporté à ces constructions variait évidemment avec le temps disponible, et aussi avec la durée présumée du séjour sur le même point. Les matériaux se trouvaient à proximité, dans une région où la végétation était partout luxuriante. Quand il était nécessaire de pourvoir rapidement à l'abri improvisé d'un certain nombre d'hommes, on construisait une hutte plus ou moins longue, assez large pour recevoir deux séries de brancards juxtaposés par l'extrémité têtière, et laissant libre, pour la circulation, un passage du côté des pieds. Les sup-

ports latéraux, beaucoup moins élevés que les
supports centraux donnaient à la toiture une forte
inclinaison, de façon à faciliter l'écoulement de
l'eau pluviale. Les montants verticaux étaient multipliés, solidement fixés en terre, et ordinairement
solidarisés par des pièces transversales ou des liens
résistants ; la toiture était faite d'un clayonnage
recouvert d'une épaisse couche d'herbes de Guinée.
On complétait l'abri en garnissant les parties latérales avec des feuilles de palmier. On donnait fré-

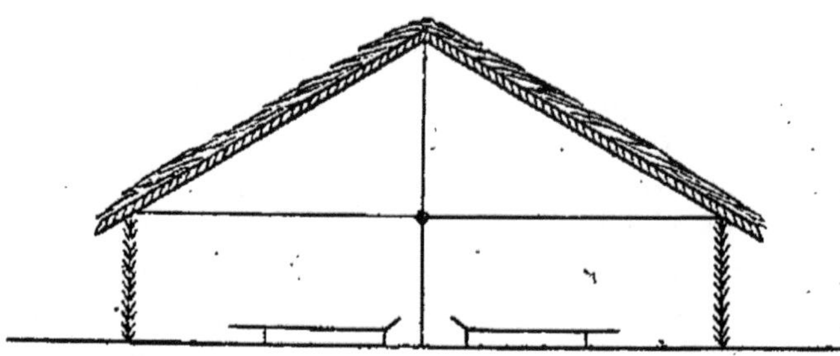

Fig. 4. — Hutte en feuillages (Vallois)
Dessin schématique.

quemment à l'abri la forme d'un T, dont la branche
verticale servait de salles de malades, et les branches
transversales abritaient le personnel d'infirmiers,
le matériel, la salle de visite ; la surveillance était
ainsi fort aisée (fig. 4).

Ces huttes en feuillages protègent efficacement
contre la chaleur et les rayons solaires. Pour empêcher que la toiture de feuillage ou de chaume
ne soit rapidement traversée, car il faut tenir
compte également de la protection contre les pluies
abondantes et presque quotidiennes à certaines

saisons, il est utile de disposer au-dessus d'elles, une toile bien tendue et soutenue au moyen de piquets solides. En outre, pour se garantir contre les émanations telluriques, le sol de la hutte, soigneusement débroussaillé, doit être tassé, et si possible recouvert d'une toile imperméable; la tente individuelle étant imperméabilisée, et se laissant mal traverser par l'humidité, pourrait assez efficacement réaliser cet isolement du sol, que l'on doit toujours rechercher dans les pays chauds.

Dans quelques cas assez rares, pendant la campagne du Dahomey, les malades et les blessés furent abrités dans les cases des indigènes. Ces cases, de forme ordinairement arrondie, ont des murs en terre sèche, épais de 40 à 50 centimètres, hauts de 2 à 3 mètres; ces murs sont suffisamment résistants pour que certaines cases soient surélevées d'un étage. La toiture est formée d'un chaume épais, elle déborde largement de chaque côté des parois latérales, qui se trouvent ainsi protégées contre l'action directe des rayons solaires; le plus habituellement, un espace libre est ménagé entre la toiture et le mur, de façon à assurer une ventilation permanente. Ces cases protègent assez efficacement contre la chaleur, toutefois, en raison de leur malpropreté habituelle, elles ne furent utilisées qu'exceptionnellement au Dahomey (*Notes inédites de M. le Médecin-major Vallois*).

Pendant l'expédition de Madagascar, les malades furent souvent hospitalisés sous des abris analogues. Nous devons à l'obligeance de notre ami le Médecin-major Sabatier, le dessin ci-contre, représentant une case de malades. La charpente de ces constructions est faite de forts piquets, solide-

ment plantés en terre; la toiture est en chaume;
des paillassons en raphia et des bambous forment
les parois latérales, lesquelles sont en outre ren
forcées par des traverses horizontales et verticales.
La toiture dépasse notablement les parois latérales,
afin de garantir celles-ci contre l'action des rayons;
la protection est d'autre part augmentée à ce point

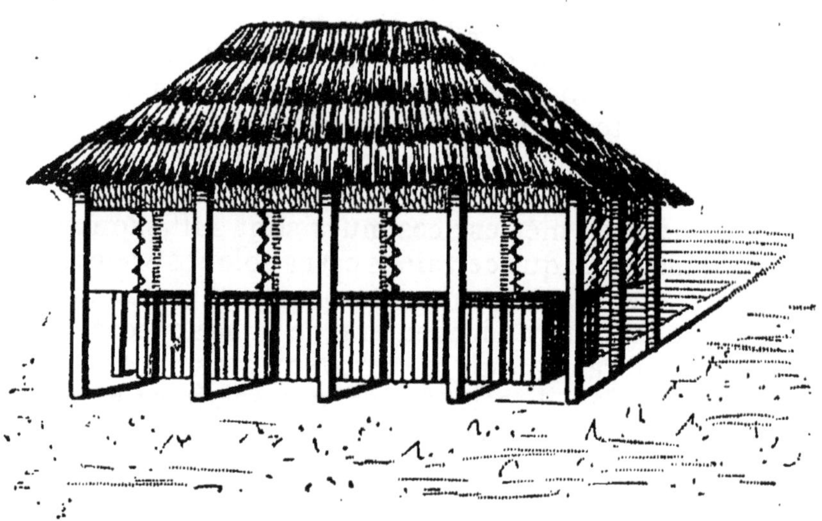

Fig. 5. — Case de malades.

de vue, par des toiles de tentes, attenantes à la toiture et verticalement disposées.

Toutes les constructions de ce genre sont avan-
tageusement utilisées dans les colonies, pour abriter les malades. Offrant une garantie suffisante
contre l'ardeur du soleil, permettant d'autre part
une ventilation facile, elles sont très volontiers

acceptées par les malades, et souvent préférées par eux à d'autres constructions amenées à grands frais, telles que les baraques ou tentes transportables, lesquelles, sous les tropiques, se détériorent ordinairement avec une extrême rapidité. Elles représentent en somme, le type de l'hospitalisation d'urgence dans les colonies.

Des mesures, cependant, doivent être prises contre l'infection du sol. Il est bon que ces paillottes, huttes ou gourbis, puissent être déplacés de temps en temps et reportés à quelque distance, tâche d'ailleurs assez facile en raison de la légèreté des matériaux.

Lorsqu'on le peut, on doit les munir d'un plancher, non seulement pour se préserver des émanations telluriques et prévenir l'infection du sol, mais aussi pour se mettre à l'abri de la visite d'hôtes importuns, tels que rongeurs, scorpions, serpents, batraciens, etc.

Enfin, il est indispensable de préserver ces habitations contre la pénétration des moustiques, surtout pendant la nuit. Dans ce but, il serait utile de doubler intérieurement leurs parois avec des toiles quelconques (toiles de tentes-abris ; tissus de paccotille indigène) que l'on relèverait dans le jour pour permettre la ventilation, et que l'on abaisserait et fermerait hermétiquement à la tombée de la nuit.

### ABRIS LÉGERS PRÉPARÉS A L'AVANCE

Pour se trouver rapidement en mesure d'établir les abris nécessaires, on peut, avant le départ d'une

colonne, grouper tous les éléments indispensables
à leur construction.

C'est ainsi qu'au Dahomey (1), le général Dodds
fit préparer, à l'avance, les abris qui, pendant l'expédition, devaient être utilisés aux postes de secours ou dans les ambulances. Toutes les pièces
de ces abris étaient formées par des nervures de
palmier, excepté les chevilles destinées à les as-
sembler; ces chevilles étaient en bois dur. Les nervures de palmier, improprement désignées quelquefois sous le nom de bambou, joignent à une
extrême légèreté une grande résistance.

Les abris ainsi préparés, se composaient d'un
certain nombre de fermes, réunies par 5 traverses
horizontales; chaque ferme comprenait 2 montants,
2 arbalétriers, et une traverse maintenant l'écart des
arbalétriers. Les montants étaient enfoncés de
25 centimètres en terre. La couverture de l'abri
était faite de toile de tentes sur lesquelles on dis-
posait des feuillages; l'abri était fermé sur les côtés et aux extrémités, par des feuilles de palmier,
engagées dans des boucles de 20 centimètres d'ouverture, portées par les montants.

L'espace compris entre chaque ferme formait
une travée, laquelle servait d'abri à 2 hommes; on
pouvait construire à la suite des unes des autres
autant de travées qu'on le jugeait nécessaire.

Le poids d'un abri, pour 12 hommes, était de
50 kilog. ; il pouvait être réparti en 2 faisceaux pesant environ 25 kilog.

Les toiles de tente furent remplacées, dans cer-

(1) Rangé, Rapport médical sur le service de santé du
corps expéditionaire du Bénin — *Arch. de méd. navale*, 1894,
tome 61.

tains cas, par ces étoffes communes qui servent de pagnes aux indigènes, et qu'il était facile de se procurer dans le commerce.

*Dimensions d'une travée de l'abri ci-dessus décrit:*

| Largeur | Hauteur de faîtage | Longueur |
|---|---|---|
| 2 mètres. | 2 mètres. | 1 m.55. |

Ces abris furent très appréciés tant que le ravitaillement par la voie fluviale fut possible ; plus tard, la pénurie de porteurs, et la nécessité de l'allègement de la colonne mirent dans l'obligation de les abandonner.

En résumé, il semble que les abris convenant le mieux pour l'hospitalisation d'urgence, dans les colonies, soient les constructions légères que les indigènes savent élever en quelques heures. Il suffit que la toiture, le plus souvent en chaume ou en herbage, soit épaisse de façon à garantir à la fois contre le soleil et contre la pluie ; les parois latérales pourront être en branchage, et presque à claire-voie, de telle sorte que l'air intérieur puisse être fréquemment renouvelé ; pour préserver des moustiques pendant la nuit, il sera indispensable, soit de garantir chaque malade avec une moustiquaire, soit de garnir d'une toile légère la paroi intérieure de l'abri.

Ces constructions rendent de réels services, non seulement pour abriter les blessés après un combat, mais aussi pour installer des infirmeries ambulances sédentaires ; dans ce cas, comme on se trouve moins à court, au point de vue du temps et des moyens, on peut évidemment aménager ces constructions avec plus de soins, et les rendre ainsi plus confortables

## 11. — MATÉRIEL HOSPITALIER

Nous ne nous occuperons ici que du matériel le plus indispensable, c'est-à-dire, du matériel destiné à assurer :

1º Le couchage.
2º Le chauffage des locaux.

### 1º MATÉRIEL DE COUCHAGE.

En cas d'urgence, lorsque les blessés affluent en grand nombre, on se contente d'étendre de la paille sur le sol, de recouvrir celle-ci avec des draps ou des couvertures et d'y déposer les blessés ou malades. Il est bon de disposer la paille en deux couches ; la couche inférieure, en contact avec le sol, est entendue parallèlement au corps de l'homme, la couche supérieure perpendiculairement ; on augmente l'épaisseur au niveau de la tête, de façon à former oreiller.

L'hôpital de campagne contient d'ailleurs dans ses approvisionnements, une certaine quantité d'enveloppes de paillasses, que l'on aura parfois le temps de remplir de paille, et qui fournissent ainsi l'élément principal d'une couchette.

A défaut de paillasses, la paille peut être enveloppée dans des draps repliés suivant la dimension que l'on désire donner à la couchette.

L'emploi de la paille pour la literie peut soulever certaines critiques basées sur les dangers qui semblent résulter soit de l'infection de la paille, soit de la dissémination de nombreuses poussières ; nous, pensons cependant que l'on aurait tort d'être trop exigeant sur ce point. D'ailleurs, ces critiques sont-elles réellement justifiées ? La paille des paillasses peut être renouvelée souvent, afin qu'elle ne puisse s'infecter ; au besoin, on la brûle lorsqu'elle est souillée, ou lorsqu'on la suppose imprégnée de germes contagieux ; aussi peut-on soutenir que son emploi n'est pas sans avantages dans les milieux tels que les hôpitaux de campagnes, où la désinfection est souvent difficile à pratiquer, faute de temps et d'appareils.

Il est utile que les paillasses ou la literie ne soient pas en contact avec le sol ; aussi, pour peu que l'hospitalisation se prolonge, on devra chercher à se procurer ou à improviser des lits.

Dans certains cas, d'ailleurs assez rares, les réquisitions peuvent fournir un certain nombre de lits en bois ou en fer, que l'on réservera pour quelques grands malades ou grands blessés. Ces lits doivent être d'un volume peu encombrant, de façon à gêner le moins possible, et pouvoir être déplacés facilement. Le meilleur type de lit est la couchette en fer ; malheureusement, les ressources fournies à ce sujet par les réquisitions sont des plus aléatoires ; aussi dans la plupart des cas, même dans les hôpitaux de seconde ligne, en sera-t-on réduit le plus souvent à improviser des lits.

*Lits improvisés.* — La notice nº 5 du règlement sur le Service de santé en campagne indique un certain nombre de procédés pratiques, pour fabriquer des lits en bois, et rendre les brancards suffisamment confortables pour le couchage.

Noùs mentionnerons que l'on peut rapidement créer des lits, ou plutôt des supports pour paillasses ou matelas avec quelques chaises, se touchant

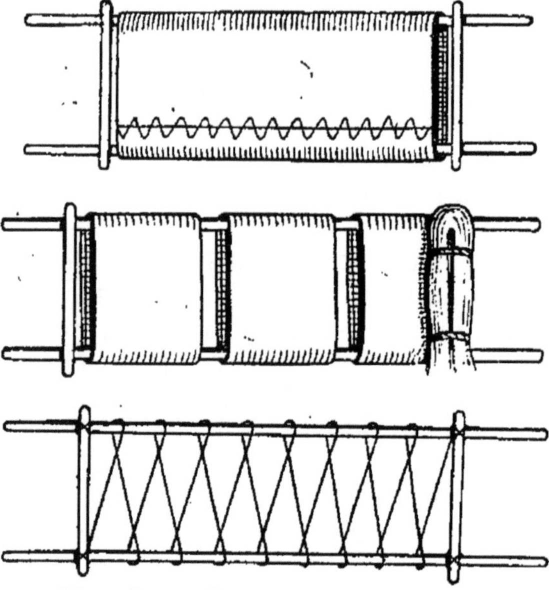

Fig. 6. — Brancards improvisés.

par le bord opposé au dossier. On pourra employer ce procédé, lorsqu'on installera provisoirement des blessés dans une église ; on aura ainsi un grand nombre de lits solides avec montants latéraux. Lorsqu'on voudra pratiquer un examen ou un pansement, il suffira d'enlever latéralement la chaise correspondante à la région blessée.

Les brancards des formations sanitaires peuvent être utilisés comme des lits, à la condition, toutefois d'être garnis de paille ou mieux de petites paillasses, si on a le temps d'en improviser. Le couchage direct sur le brancard, en raison de l'excavation de la toile sous l'action du poids du corps, est, en effet, difficilement supporté dans la plupart des cas ; il se prête d'ailleurs très mal au traitement de certaines blessures, par exemple des fractures, lesquelles réclament une attitude absolument horizontale.

Les brancards eux-mêmes peuvent être rapidement improvisés. Nous nous contenterons de reproduire les gravures ci-contre, extraites du « *Manuel de l'Infirmier militaire* » ; ces gravures en disent plus que toutes les explications.

Parmi les systèmes de lits improvisés, un des meilleurs nous paraît être celui préconisé récemment par M. le Médecin-major Follenfant ; les matériaux indispensables à sa construction sont : du treillage de fil de fer galvanisé de 65 cent. de largeur au minimum, et des planches de dimensions courantes de 18 à 23 cent. de largeur.

Les planches sont assemblées en boîtes, c'est-à-dire en cadre de sommier, ayant la même largeur que le treillage en fil de fer ; celui-ci est fixé sur le bord supérieur du cadre au moyen de pointes en U vulgairement appelées conduits, ou encore plus simplement avec des pointes ordinaires portant à faux et recourbées dans le bois. Pour le transport avec les appareils réglementaires ou improvisés, on fixe aux extrémités du cadre des poignées en corde ou des bâtons solides, débordant environ de 25 cent. Pour augmenter l'élasticité du couchage, on peut faire porter ce lit improvisé par des demi-ressorts de sommier ; deux demi-ressorts sont fixés à chacun des deux grands côtés du cadre. Les demi-ressorts reposent sur le sol par leur base élargie ; leur extrémité pénètre dans des trous percés à la vrille le long du bord inférieur du cadre. Ainsi établi, ce lit improvisé serait si stable qu'un homme pesant 80 kil., transporté dans une voiture non suspendue, ne ressentirait pas les trépidations produites par le pavé.

Ce lit improvisé trouverait son utilisation non seulement pour le couchage des blessés et malades dans les hôpitaux, mais aussi pour le transport à courte ou longue distance, dans les voitures des trains régimentaires, les voitures de réquisition, les wagons de marchandises, etc. D'après le Médecin-major Follenfant, deux ouvriers menuisiers pourraient, en quinze minutes, construire un lit-brancard suspendu, les matériaux étant réunis et les ressorts coupés.

Au Dahomey, dans les petites ambulances établies sur le parcours de la colonne expéditionnaire, on employait le lit indigène appelé *tara*, sorte de cadre très léger, construit en nervures de feuilles de palmier ; ce lit était garni d'un matelas ou d'une paillasse.

Dans les pays tropicaux, il est utile d'adapter au lit une moustiquaire. Celle-ci sera supportée par quatre montants verticaux placés autour du lit ; le tissu de la moustiquaire sera assez lâche pour permettre un accès facile de l'air, en même temps qu'une élimination de l'eau et de l'acide carbonique exhalés. Les moustiquaires à mailles serrées entretiennent autour du dormeur une atmosphère souvent étouffante, et peuvent même exposer celui-ci à des accidents légers d'asphyxie.

Les lits doivent être disposés, autant que possible, à une hauteur convenable au-dessus du sol ; cette disposition, avantageuse au point de vue de la propreté, facilite d'autre part l'examen des malades et l'exécution des pansements. Les lits improvisés seront supportés par des tréteaux, par les appareils, en X (Strauss et Dujardin-Beaumetz), ou bien on les fixera avec des cordes à des piquets solidement enfoncés en terre.

Pour montrer la rapidité avec laquelle on peut faire construire, dans certains cas, des lits improvisés, nous mentionnerons l'exemple suivant signalé par Lefort (*La chirurgie militaire et les sociétés de secours*, page 188). Les lits destinés à l'ambulance de la Société de secours n'étant pas parvenus à Metz, j'y suppléai, dit Lefort « par des » lits d'un modèle simple et d'une construction si » facile, qu'en deux jours, quatre ouvriers en cons- » truisirent cent. Ils se composaient de pieds cou- » pés dans des poteaux équarris, tels qu'on les » trouve dans le commerce des bois ; ces pieds » réunis deux à deux, par des traverses de planches » de sapin formaient, la tête et les pieds du lit. » Deux planches de 2 mètres de longueur complé- » taient cette sorte de boîte, dont le fond était » formé par des bouts de planches clouées trans- » versalement. Une planchette réunissant deux à » deux, les lits voisins, formait une tablette sur » laquelle le malade plaçait les objets à son usage. »

## 2° MATÉRIEL DE CHAUFFAGE

Nous n'avons rien de particulier à dire sur le chauffage des salles ou chambres de blessés placés dans les locaux habités ou dans les établissements publics. Les appareils que l'on trouve dans ces locaux sont, en général, suffisants ; d'ailleurs s'il est nécessaire, on a bientôt fait d'installer un certain nombre de poëles, qui maintiennent la température à un degré convenable.

Dans les tentes et les abris improvisés, la difficulté à résoudre est plus grande, les causes de déperdition du calorique étant ici plus nombreuses, en raison du défaut d'herméticité des clôtures et la minceur des parois. Cependant, il est actuellement démontré que, malgré ces conditions défectueuses, on peut efficacemeut lutter contre le froid. Pour cela il faut : 1° augmenter l'intensité de la source calorique, et par conséquent la dépense en combustible ; 2° installer des appareils convenables.

La dépense en combustible sera évidemment proportionnelle aux causes de déperdition du calorique. Au Val-de-Grâce, des expériences furent faites en hiver, sur des baraques et des tentes d'ambulance ; la température s'y maintint à un degré satisfaisant, mais la dépense en combustible fut, dans ces baraques et tentes, 3 et 4 fois plus considérable que dans les salles ordinaires.

Des constatations analogues furent faites en Allemagne, elles sont relatées dans le livre de « Von Coler et Werner (1) ». Nous n'avons pu recueillir

(1) Loc. cit.

aucune donnée sur la quantité de combustible con
sommé dans les tentes de l'ambulance américaine
du Cours-la-Reine, où malgré les rigueurs de l'hiver 1870-1871, la température intérieure se maintint
à un degré convenable ; nous sommes convaincu
que cette dépense fut assez considérable.

Les poêles sont les seuls appareils à employer

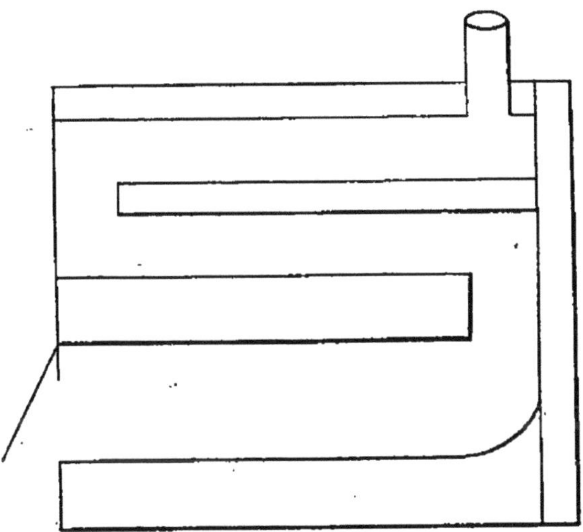

Fig. 7. — Poêle de Port (coupe
antéro-postérieure).

pour le chauffage des baraques, des tentes et des
abris improvisés. L'ambulance du Cours-la-Reine
n'avait pas d'autres appareils de chauffage que
des petits poêles ordinaires en fonte. Les dispositions nécessaires seront prises pour empêcher le
contact du tuyau de fumée avec les toiles de la

tente, les parois de l'abri, et prévenir ainsi toute cause d'incendie.

Lorsque les appareils de chauffage font défaut, ou peut, suivant le conseil de Port, les remplacer par des poêles de campagne, construits avec des briques cimentées avec de l'argile. Port recommande le modèle suivant que nous reproduisons en coupes antéro-postérieure et transversale (fig. 7 et 8). Ce poêle ne comporte comme pièces accessoires en métal que le tuyau de fumée, et un petit opercule situé au devant du foyer, et d'ailleurs nullement indispensable. Pour donner plus d'activité au tirage, le tuyau de fumée communique avec le foyer par un trajet coudé. Ce poêle pourrait se simplifier encore en supprimant le trajet coudé, et en construisant en briques ou en argile, la cheminée. Pour construire celle-ci, on fabrique un petit gabion d'osier ayant la dimension de la cheminée future ; puis on façonne tout autour la cheminée avec de la glaise ; on met alors le feu dans le gabion, le bois disparaît en cuisant l'argile, et la cheminée est faite.

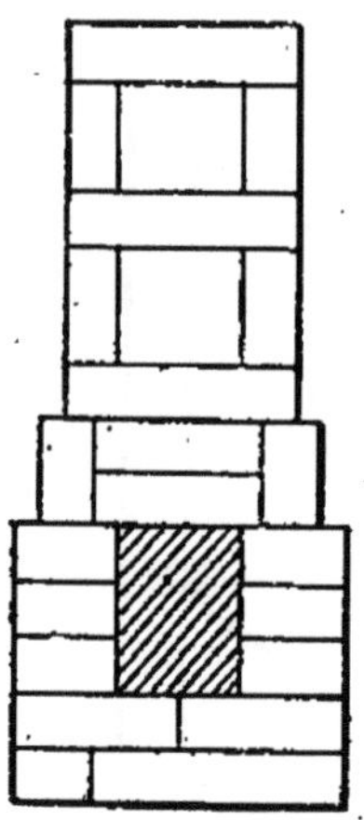

Fig. 8. — Poêle de Port (coupe transversale).

Dans ce poêle, on ne peut employer que du bois, la houille ou le coke y brûlent mal ; pour activer le tirage, il est utile de placer une grille horizontale dans le foyer.

Les poêles seront ordinairement disposés au

centre du local. On peut encore les placer en dehors de la tente, dans une excavation de 1 mètre à 1 mètre 30 de profondeur. De cette excavation, part un petit fossé traversant la tente dans toute sa longueur et contenant le tuyau de fumée. Celui-ci débouche en dehors de la tente du côté opposé au poêle ; le sillon renfermant le tuyau de fumée est recouvert par des planches ou mieux par des plaques de métal percées de trous, à travers lesquelles l'air chaud se dégage dans la tente.

Ce système de chauffage a été conseillé par Evans, Gusset, Waedhauer, Windelbank, Haase, Tomkins et Norton ; il fut employé en 1870, et donna d'excellents résultats dans la plupart des tentes de l'ambulance américaine du Cours-la-Reine. Tomkins et Norton en recommandent l'emploi pour la tente Tortoise. Il aurait été, d'autre part, fréquemment employé pendant la guerre russo-turque, pour le chauffage des tentes et des huttes. On pourrait d'ailleurs, si la température le réclamait, placer un poêle à chacune des extrémités de la tente, qui se trouverait ainsi traversée par deux tuyaux. La principale critique que l'on peut adresser à ce système de chauffage, c'est d'entraîner une assez forte dépense de combustible.

Un médecin militaire autrichien, le docteur Majewski (1) recommande le procédé suivant pour le chauffage des blessés, sous la tente et dans les wagons.

A peu de distance des tentes, où à la gare d'embarquement du train sanitaire, on fait un grand feu de bivouac. Au milieu de ce feu, on place un foyer

_______________

(1) *Wien. méd. press.* n° 10-1898.

à coke en forme de panier à claire-voie, ou bien une corbeille métallique, que l'on peut improviser avec deux cercles de fer et du fil télégraphique. Cette corbeille est remplie de cailloux de rivière que l'on trouve partout. Les cailloux ont la propriété, étant mauvais conducteurs, d'emmagasiner une grande quantité de chaleur qu'ils ne perdent que lentement. Cette propriété est bien connue des gens de campagne, qui se servent volontiers de pierres chauffées pour chaufferettes. Lorsque la corbeille et son contenu ont été portés au rouge, on les retire du feu, et on les porte au milieu de la tente ou du wagon à chauffer, en ayant soin de placer l'appareil sur une plaque de tôle, si l'on a à redouter de mettre le feu à un plancher. L'élévation de température que l'on obtient ainsi est considérable, et se maintient plusieurs heures, au bout desquelles l'appareil peut être remplacé par un semblable.

Ce mode de chauffage ne dégage aucune mauvaise odeur ; il est relativement portatif ; eu outre, il a l'avantage de pouvoir s'improviser partout, de ne pas vicier l'air et d'être sans fumée.

# III. — LOCAUX ACCESSOIRES

Toute hospitalisation, en supposant même qu'elle soit établie d'une façon précaire et pour un délai très court, a comme résultat, de grouper et de faire vivre sur le même point, un nombre souvent considérable d'hommes. Elle comporte donc la nécessité d'une certaine organisation, et par suite, la prévision et l'aménagement d'un certain nombre de locaux, accessoires peut-être, mais cependant indispensables.

Suivant leur destination, ces locaux pourront être installés d'une façon plus ou moins sommaire. Nous ne nous occuperons que des locaux ou dépendances, présentant quelque intérêt au point de vue de l'exécution du service ou de l'hygiène générale.

## 1º SALLES D'OPÉRATIONS

Dans les hôpitaux ordinaires, les salles d'opérations sont organisées de façon à pouvoir assurer la plus rigoureuse antisepsie. En temps de guerre, dans les hôpitaux, même improvisés, on peut, avec des ressources plus modestes, entreprendre les plus grandes opérations avec une sécurité suffisante.

Nous ne décrirons pas les procédés pratiques et simples, employés pour stériliser les instruments et les récipients destinés aux solutions antiseptiques, pour maintenir à l'abri des germes le matériel de pansements ; ces procédés sont indiqués dans les divers traités de chirurgie ; nous ne parlerons ici que des précautions relatives au local, utiles à prendre pour opérer aseptiquement dans les conditions très sommaires de la chirurgie de guerre.

La salle d'opérations peut être installée soit dans une chambre vaste et bien éclairée, soit sous un abri quelconque, tente ou hangar, soit en plein air. Dans ces divers milieux, il faut, avant tout, prendre les précautions nécessaires pour se mettre à l'abri des poussières, qui, au point de vue de l'infection, sont les agents les plus dangereux.

Lorsque les chambres choisies comme salles d'opérations paraissent d'une propreté douteuse, on peut craindre que des poussières, détachées des murs ou du plafond, ne viennent souiller le champ opératoire. Des draps propres seront alors fixés avec quelques clous au plafond et le long des parois, et fourniront ainsi une garantie suffisante. Une disposition analogue sera de rigueur si l'on opère sous un hangar.

Lorsqu'on s'installe sous une tente, nous pensons qu'il est utile, à la condition de ne point intercepter la lumière, de doubler la toiture avec quelques draps. En effet, des poussières détachées des parois de la tente peuvent être mises en circulation dans l'air, surtout lorsque la tente est ébranlée par le vent.

Si l'on opère en plein air, on devra s'entourer d'une enceinte légère, suffisamment élevée, faite avec quelques piquets et quelques morceaux de toile. On se garantit ainsi, tout à la fois contre les regards indiscrets, et, ce qui est plus indispensable, contre les poussières soulevées par le vent. Cette précaution est utile par les temps secs et au voisinage d'une route fréquentée.

## 2° CUISINES

On utilisera, autant que possible, les cuisines des maisons particulières ; si ces cuisines n'ont qu'une installation insuffisante, on s'efforcera de compléter celle-ci en réquisitionnant le matériel nécessaire. On peut encore préparer les aliments dans plusieurs maisons différentes, mais alors, la surveillance est particulièrement difficile.

Lorsque l'hôpital est établi loin de toute habitation, la cuisine sera installée sous un simple hangar improvisé, ou même en plein air.

Il est, en général, assez facile, dans nos pays, de se procurer des fourneaux de cuisine, permettant de préparer les aliments pour une agglomération assez importante ; ces fourneaux fonctionnent assez bien en plein air, à la condition d'avoir un tuyau de fumée suffisamment élevé.

Il serait désirable que l'on trouvât, dans les formations sanitaires, des fourneaux légers transportables, permettant de préparer les aliments les plus urgents. Les fourneaux de ce genre ne sont d'ailleurs pas très nombreux ; nous croyons cependant devoir signaler le fourneau démontable du Docteur Hahn, dont les différentes parties s'emboitent les unes dans les autres, de façon à former une petite caisse de 39 × 49 × 49 centimètres, du poids de

90 kilog. Dans cette caisse, se trouvent d'ailleurs compris, en même temps que les éléments du fourneau, les principaux ustensiles de cuisine (marmites, casseroles, poëles à frire, etc.).

Ce fourneau se monte très rapidement; il s'encastre dans le sol ; ses 9 marmites ont une capacité de 200 litres, et permettent la préparation des aliments (soupe et viande) pour au moins 125 hommes (Von Coler) (1).

A défaut de fourneaux ordinaires, il peut être utile d'avoir recours à des installations de fortune ; voici, à ce sujet, quelques exemples qui pourront servir de guide.

1° Michel Lévy et Boisseau, dans l'article « *Camp*, du Dictionnaire encyclopédique » donnent la description d'une cuisine de campagne imaginée par l'officier du génie Dautheville. Son système consiste en un massif circulaire, dans lequel on ménage sur 8 rayons se coupant à 45°, autant de petites tranchées, qui servent chacune pour 4 marmites. Tous ces foyers aboutissent à une cheminée commune établie au centre, en forme de tourelle, sur laquelle s'appuie un toit conique qui les met à l'abri. On construit la tourelle à l'aide des mœllons et des pierres que l'on trouve sur les lieux.

Les marmites se placent à la suite les unes des autres, dans des encastrements pratiqués dans deux lits de gazon, qui surmontent les merlons des foyers. Le feu s'établit sous la première marmite ; la flamme et le courant d'air chaud échauffent suffisamment les trois autres marmites, mais il faut avoir soin de changer ces dernières pendant la

(1) *Loc. cit.*, page 387.

cuisson, afin qu'elles participent toutes également à la chaleur du foyer. Une de ces cuisines suffit à deux compagnies.

2° Le dessin ci-dessous (fig. 9) représente le four-

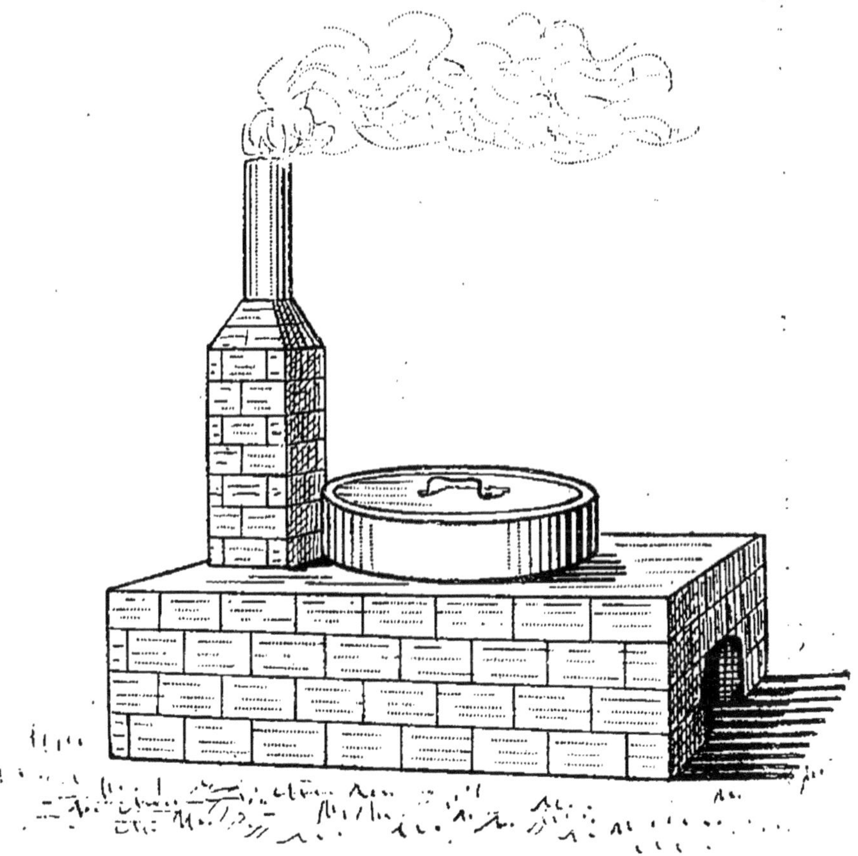

Fig. 9. — Fourneau de campagne.

neau de campagne que le médecin-major Sabatier fit construire à l'hôpital d'Ambato (Madagascar) pour stériliser l'eau de boisson. Une marmite d'une capacité de 200 litres fut encastrée dans un fourneau de maçonnerie. Les pierres nécessaires à la construction du fourneau furent empruntées à des tombeaux sakalaves ; la terre argileuse du pays servit de ciment. L'eau subissait d'abord l'alunage, puis l'ébullition, puis elle était ensuite répartie dans des tonneaux où elle se refroidissait. Un infirmier, et plus tard un coolie, était exclusivement chargé de ces diverses opérations ; on pouvait ainsi préparer jusqu'à 1200 litres par jour d'une eau fraîche, limpide et irréprochable

3° Nous reproduisons, d'autre part, le modèle d'un foyer de campagne qui donnerait en manœuvres de bons résultats.

On trace sur le terrain une croix au moyen de 2 rigoles se coupant à angles droits. A la jonction des 2 lignes, en construit une cheminée avec les mottes de gazon retirées des rigoles. Quelle que soit sa direction, le vent embouchera toujours une des quatre ouvertures, pour ressortir par la cheminée centrale, devenue un véritable tuyau d'appel pour les autres rigoles plus mal orientées. Ce genre de foyer réaliserait couramment un tirage assez puissant pour permettre l'utilisation du bois vert, et permettre l'emploi du charbon de terre.

Lorsqu'on le pourra, les cuisines devront toujours être établies à quelque distance des locaux occupés par les malades. Non seulement elles sont gênantes par leurs buées et leurs odeurs, mais elle sont souvent une cause de malpropreté, et même d'infection du sol.

Dans les cas d'hospitalisation prolongée, une consigne spéciale sera établie pour empêcher l'accumulation des détritus alimentaires, pour assurer l'enlèvement journalier des eaux grasses et des eaux ménagères. Le sol de la cuisine sera tassé fortement, et même pavé s'il est possible ; on pourra le

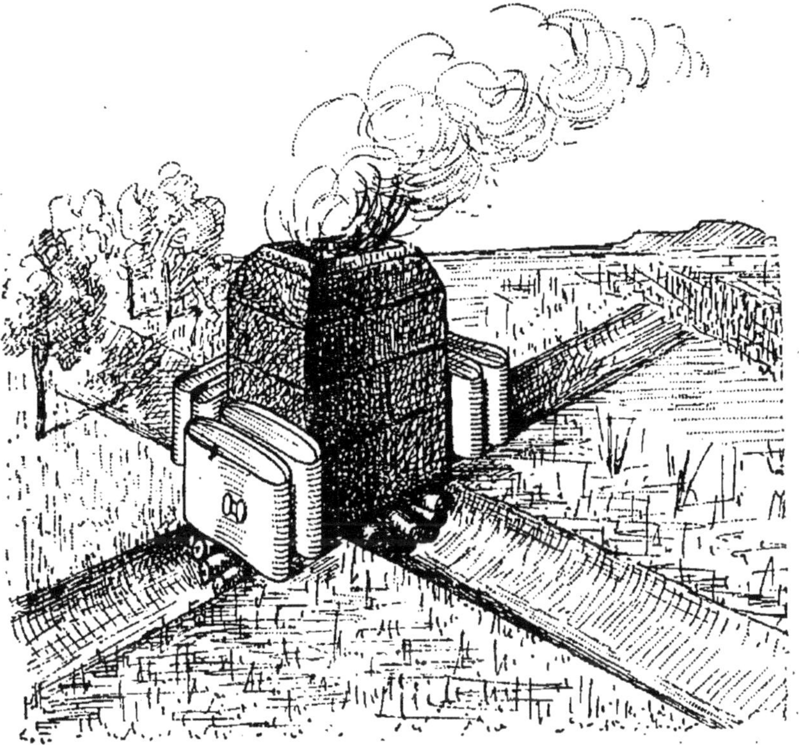

Fig. 10. — Foyer de campagne.

désinfecter en lui incorporant une certaine quantité de chaux ; enfin, si on le juge nécessaire, on pourra, de temps en temps, changer l'emplacement de la cuisine.

Au point de vue de l'hospitalisation dans les colonies, il faut savoir que les fonctions de cuisinier sont particulièrement pénibles et dangereuses, la chaleur du foyer s'ajoutant à celle des rayons solaires. A Madagascar, les cuisiniers des corps de troupes et des popottes particulières, ont payé un lourd tribut à la mortalité. On pourra diminuer dans une certaine mesure, la fatigue du personnel, en établissant la cuisine sous une simple toiture qui garantira du soleil, sans nuire à la ventilation.

Par les temps froids, on complètera cette installation par une toile ou un petit mur circulaire qui protégera en partie contre le refroidissement.

### 3° LATRINES

Même lorsqu'on s'installe dans des locaux habités les latrines existantes sont presque toujours insuffisantes ; on est donc souvent forcé d'en improviser quelques-unes ; on adopte alors évidemment le système le plus pratique suivant les circonstances de temps et de lieu.

Les feuillées sont un pis aller auquel on ne doit se résoudre que lorsqu'on ne peut mieux faire. L'obligation de les tenir assez éloignées des habitations impose une fatigue inutile à des hommes dont il convient de ménager les forces ; d'autre part elles exposent, en cas de dysenterie ou de fièvre typhoïde, à la dissémination de ces maladies. On n'emploiera donc les feuillées que passagèrement, et dans les premiers temps de l'installation d'une formation sanitaire. Lorsque celle-ci devra rester plusieurs jours, à plus forte raison, une ou deux semaines, sur le même point, on établira des tinettes mobiles.

Comme tinettes mobiles, on peut employer les récipients les plus divers (cuves en bois ou en métal, jarres ou terrines en poteries...); les meilleurs sont incontestablement ceux qui se laissent difficilement imprégner par les liquides organiques, et que l'on peut aisément désinfecter. On donnera donc la préférence aux récipients en métal ou en poterie; quant aux baquets en bois, ils devront être imperméabilisés, soit au moyen d'une couche de coaltar, soit en les tapissant avec des plaques de fer blanc provenant de caisses à biscuits.

Ces tinettes sont destinées à servir les unes d'urinoir, les autres de latrines ; ces dernières seront placées au-dessous de planches goudronnées, servant de sièges. Dans les urinoirs seront versés des antiseptiques solubles (sulfate de fer, sulfate de cuivre, chlorure de chaux, etc...) qui, se mélangeant aux urines, en retarderont la putréfaction. Les tinettes des latrines seront garnies avec l'une des substances ci-après: paille, sciure de bois humide, terre desséchée additionnée d'un désinfectant (sulfate de fer, chaux, etc...) ou mieux encore, tourbe, charbon ou coke pulvérisé.

Tous les jours, les tinettes seront vidées à une certaine distance, leur contenu sera enfoui à une certaine profondeur et au besoin même détruit par incinération. Ce dernier procédé est spécialement à recommander pour les selles pathogènes ; il est d'ailleurs très simple à exécuter lorsque les matières fécales ont été reçues sur des substances de combustion facile (paille, copeaux, tourbe, charbon, coke, etc...).

Dans nos contrées, on peut aisément se procurer dans la plupart des cas, tous les éléments néces-cessaires à l'installation de latrines improvisées. Dans les expéditions lointaines, malgré la pénurie du matériel, il est cependant utile de n'apporter aucune négligence sur ce point, si l'on veut éviter la dissémination de maladies épidémiques graves. Nous croyons utile de citer à ce sujet, les exemples suivants tirés de campagnes coloniales récentes, et se rapportant à l'hospitalisation temporaire.

A Madagascar, le Médecin-major Sabatier fit prendre, dans son hôpital de campagne, les dispo-sitions ci-après: «Nous avions, dit-il, organisé des feuillées en tenant compte des prescriptions régle-mentaires, mais nous avons dû y renoncer de bonne heure. Il était difficile d'exiger d'un malade la même discipline que l'on doit imposer à des hommes bien portants. La plupart des malades n'allaient pas jusqu'à la feuillée; il fallut chercher un autre système. Nous avons fabriqué alors des tinettes mobiles, à l'aide de tonneaux vides cédés par l'administration; on scie un tonneau vide par le milieu; on obtient ainsi deux baquets sur lesquels on cloue deux planches parallèles, de façon que l'homme puisse s'asseoir ou s'accroupir. Nous avons poussé le luxe jusqu'à tapisser intérieure-ment les tinettes de plaques de fer-blanc prove-nant de caisses à biscuits; à l'aide des cercles de la barrique, on dispose deux anses latérales, dans lesquelles on peut introduire deux bâtons, qui permettent d'enlever facilement cette tinette im-provisée. On la remplit, jusqu'au tiers de sa hau-teur, de terre à laquelle on peut ajouter une subs-tance antiseptique, telle que du sulfate de fer. Les tinettes étaient enlevées tous les matins, lavées à grande eau et vidées dans une fosse, loin de l'hôpital. Nous fîmes construire, pour les recevoir, un certain nombre de petits édicules, que nous n'avons pas craint de faire aussi élégants que possible; leur aspect propre et engageant eut sur l'esprit des malades une influence décisive ; ils en prenaient le chemin tout naturellement, et en respectaient soigneusement les alentours (1). »

Chaque section des « Field-hospitals » de l'armée anglaise des Indes, possède une tente spéciale pour latrines. Cette tente renferme une chaise percée contenant un vase de faïence. Le « sweper » (balayeur) est chargé de le nettoyer chaque fois qu'un malade s'en est servi.

Pendant la campagne contre les Afridis, le service de santé de l'armée anglaise avait très confortablement installé les latrines de l'hôpital auxiliaire de Rawal-Pindi, destiné à recevoir les évacués de la colonne expéditionnaire, et avait pris des mesures radicales pour l'éloignement et la destruction des immondices. Nous extrayons le passage suivant du rapport inédit du Médecin-major Duval : « Les latrines de l'hôpital de Rawal-Pindi étaient très bien disposées ; des nattes en bambou, très épaisses, hautes de 2m25 environ, soutenues par de forts poteaux, avaient été dressées verticalement sur une longueur de 8 mètres ; des nattes semblables et de même hauteur, larges de 1 mètre, venant s'appuyer perpendiculairement sur les premières, formaient un certain nombre de compartiments carrés à 3 cô-

---

(1) *Archives de Médecine et de Pharmacie militaire*, janvier 1899.

tés, seulement de 1 mètre de largeur. Dans le fond de ceux-ci, deux planches goudronnées étaient disposées horizontalement à 35 centimètres au-dessus du sol, laissant entre elles un espace de 25 centimètres. Au-dessous de l'intervalle qui séparait ces deux planches, on avait placé un large plat en terre vernissé. Un vase rempli de terre sèche, et une petite pelle en bois complétaient le mobilier du cabinet, avec une grande quantité de papier. Le visiteur était engagé, après la présentation, à user largement de terre sèche. La natte verticale fermant le fond du cabinet présentait au niveau du sol, en face de l'endroit où se trouvait le vase, une large ouverture rectangulaire pour permettre de le retirer ou de le remettre. Un coolie était en permanence en faction derrière les cabinets ; après chaque présentation, il ôtait le vase, le vidait dans un récipient en fer monté sur deux roues, muni d'une fermeture hermétique et placé près de lui. Le soir, le récipient était conduit à 2 milles de l'hôpital, et vidé avec ceux des autres latrines des formations sanitaires, dans une fosse creusée spécialement chaque jour et immédiatement rebouchée avec la terre enlevée. Une natte tendue devant les cabinets servait d'écran et masquait les visiteurs. Il y avait, dans l'hôpital 4 latrines semblables, munies chacune de 8 sièges. On pouvait passer près d'elles sans que l'odorat trahit l'usage spécial de ces bâtiments.

Les selles des typhoïdes étaient ici, comme dans les autres hôpitaux de la base, l'objet du traitement suivant : les vases qui contenaient toujours un peu de solution phéniquée était vidés, immédiatement après avoir reçu les matières, dans un récipient spécial, placé en dehors du pavillon, rempli de sciure de bois arrosée d'eau phéniquée forte, et muni d'un couvercle. Tous les soirs et matins, cette sciure contenant les déjections de 12 heures des typhoïdes était versée dans une sorte de grand chaudron et incinérée.»

# IV. — PROPHYLAXIE DES MALADIES TRANSMISSIBLES

Les maladies épidémiques prélevant un lourd tribut sur les armées en campagne, il est indispensable de diriger contre elles une sévère prophylaxie, afin d'empêcher leur extension.

Cette prophylaxie doit s'appliquer, non seulement aux cas confirmés, mais aussi aux cas simplement suspects ; elle doit être précoce, aussi doit-elle suivre le malade et s'exercer non seulement à l'hôpital où le sujet sera traité, mais dès le début, c'est-à-dire depuis l'instant où l'affection a été diagnostiquée ou même soupçonnée. Nous allons essayer de montrer cette prophylaxie aux différentes étapes que le malade doit parcourir.

## MESURES PRÉLIMINAIRES A PRENDRE DANS LES CORPS DE TROUPE ET DANS LES AMBULANCES

Lorsqu'à la visite journalière dans les corps de troupe un cas de maladie contagieuse a été reconnu ou simplement soupçonné, l'homme doit être isolé en attendant son départ pour l'ambulance. Il emportera tous ses vêtements, ceux-ci ne pouvant pas être désinfectés sur place. Son transport ne s'effectuera pas dans une voiture réglementaire appartenant soit à l'ambulance, soit au régiment, mais dans une voiture de réquisition.

Lorsqu'on en possède le temps et les moyens, on devra désinfecter par le lavage antiseptique des parquets et des murs, le local occupé par cet homme au cantonnement ; sa paille de couchage sera incinérée ; s'il est atteint d'une affection gastro-intestinale, on fera, si possible, jeter dans les latrines ou la feuillée attenante au cantonnement de l'homme, quelques antiseptiques.

D'autre part, mention sera faite de ce cas et des mesures prises, parmi les renseignements que le corps doit laisser à son départ, et que consulteront les autres corps qui viendront ultérieurement occuper le même cantonnement.

L'ambulance doit prévoir dans son cantonnement, deux ou trois petites pièces où seront placés les cas suspects ou confirmés, envoyés par les corps. Nous croyons inutile d'indiquer les mesures à prendre pour l'isolement des malades, pour la désinfection des locaux et des latrines avant que l'ambulance quitte le cantonnement. Les malades devront être dirigés le plus tôt possible sur le point d'hospitalisation, le transport devra s'effectuer dans des voitures de réquisition ; comme les malades ne doivent séjourner qu'une nuit au plus, à l'ambulance, celle-ci ne saurait se charger de la désinfection de leurs vêtements.

## MESURES A PRENDRE PENDANT L'HOSPITALISATION DES CONTAGIEUX

Le traitement des contagieux est assuré, en temps de guerre, dans des hôpitaux spéciaux, ne recevant que cette catégorie de malades, et constitués par des formations sanitaires ou des sections de formations sanitaires, temporairement immobilisées (hôpitaux de campagne, hôpitaux auxiliaires). Il est évidemment nécessaire que l'hôpital soit organisé de telle façon qu'il ne puisse devenir un foyer de propagation de maladies transmissibles. On devra donc se conformer aux règles d'une prophylaxie aussi sévère que le permettent les difficultés de l'hospitalisation en temps de guerre.

*Isolement.* — Les locaux d'isolement devront être multipliés d'abord pour suffire aux besoins, l'épidémie pouvant prendre une allure extensive, puis pour permettre de séparer les cas suspects et les malades atteints d'infections secondaires.

Le morcellement des locaux est difficile à réaliser dans les maisons et les édifices publics, en outre, l'installation d'un hôpital de contagieux, dans un centre habité, peut faire courir certains risques à la population. Les tentes sont alors d'une grande utilité. Lorsqu'on possède un certain nombre de tentes, ou bien les moyens d'en improviser, on est rarement débordé pour abriter ses malades, même en temps d'épidémie. On peut répartir ceux-ci en autant de groupes secondaires que peuvent l'exiger la variété et la gravité des manifestations épidémiques. Enfin, les tentes et le sol sur lequel elles sont établies, peuvent être désinfectés aisément par les procédés que nous indiquerons plus loin.

Nous avons vu précédemment (page 41) par les exemples des épidémies de choléra en Crimée et de typhus en Algérie, que le traitement des contagieux

sous la tente peut donner des résultats très satisfaisants.

Il faut savoir toutefois qu'un hôpital sous tentes
est assez difficile à isoler de l'extérieur ; quelques
mesures cependant, seront prises à ce sujet. Si
l'on ne peut mieux faire, on entourera la zone
réservée aux contagieux par une palissade en bois
ou une simple clôture en fil de fer. Une consigne
spéciale, à l'observation de laquelle on tiendra
rigoureusement la main, précisera les rapports
du personnel de l'hôpital avec l'extérieur.

*Désinfection.* — *a*) *Désinfection des vêtements.* —
Les étuves font défaut dans les formations sanitaires, sauf à l'hôpital d'évacuation ; il est toutefois facile d'improviser une étuve à circulation de
vapeur.

On peut improviser une étuve ainsi que l'indique
M. le professeur Richard, dans son *Manuel d'hygiène pratique*, en plaçant au-dessus d'une marmite
de 0,80 centimètres de diamètre environ, un tonneau ayant un diamètre légèrement supérieur et
une hauteur approximative de $1^m50$ ; la paroi inférieure du tonneau est percée de trous, la paroi
supérieure est remplacée par un couvercle mobile,
fermant aussi exactement que possible. Les vêtements sont suspendus à l'intérieur du tonneau au
moyen de crochets. Le chauffage doit être conduit
de telle façon, que la production de vapeur soit
assez abondante pour maintenir une circulation
constante autour des vêtements.

D'ailleurs, à défaut d'étuve, l'immersion dans
l'eau bouillante où dans les liquides antiseptiques
(chlorure de zinc, de chaux, acide phénique, etc.),

permettra d'obtenir une désinfection suffisante des linges et des vêtements.

L'incinération sera employée pour la destruction des objets de pansements, de la paille de couchage des objets de peu de valeur.

*b) Désinfection des excreta.* — Les excreta (crachats, vomissements, déjections) seront additionnés d'une forte proportion d'un désinfectant quelconque (lait de chaux, crésyl, huile lourde de houille, sulfate de cuivre, etc.) et détruits soit par enfouissement, soit par incinération (voir page 86). Les récipients qui ont servi à les contenir, seront désinfectés par trempage dans l'eau bouillante ou une solution antiseptique.

*c) Désinfection des locaux.* — Lorsque l'hôpital est aménagé dans une maison, les chambres devront être de temps en temps désinfectées par le lavage antiseptique des parquets et des murs.

Dans un hôpital sous tente, on démonte la tente ou l'abri ; la toile où la couverture de l'abri est lavée avec une solution antiseptique. Pour désinfecter le sol, on lui incorpore une quantité assez forte de chaux, ou mieux, on allume à sa surface un feu de paille où de copeaux ; pour éviter les risques d'incendie, on ne désinfecte à la fois que quelques mètres carrés de surface.

Enfin, lorsqu'il s'agit de maladies particulièrement graves, telles que le typhus où le choléra, il y aura lieu d'envisager la nécessité, après la cessation de l'épidémie, de brûler les abris et les tentes, en même temps que la literie et les vêtements des malades.

# DEUXIÈME PARTIE

---

# L'Hospitalisation d'urgence

### dans ses rapports avec les diverses situations militaires

Dans la première partie de ce travail, nous nous sommes exclusivement contenté d'énumérer et de décrire les procédés principaux d'hospitalisation d'urgence, nous ne nous sommes pas occupé des indications correspondantes à l'emploi de chacun d'eux. Ces indications sont cependant très importantes, ce sont elles, en effet, qui dictent le choix de tel ou tel procédé.

L'hospitalisation d'urgence est évidemment variable suivant les situations tactiques. Souvent assez précaire au voisinage de l'ennemi, elle sera organisée avec plus de méthode et dans des conditions meilleures, à une certaine distance des opérations militaires. Nous l'envisagerons successivement : 1° pendant la période de concentration ; 2° dans la zone de l'avant ; 3° dans la zone de l'arrière.

## HOSPITALISATION PENDANT LA PÉRIODE DE CONCENTRATION

Les ressources hospitalières locales seront évidemment insuffisantes pour les centaines de mille hommes, qui, du jour au lendemain, peuvent être réunis à la frontière ; aussi, les diverses Sociétés d'assistance aux blessés se sont-elles organisées dès le temps de paix pour pouvoir installer, au moment d'une mobilisation, de nombreux hôpitaux auxiliaires, dans les zones de concentration. L'autorité militaire a en outre requis dans ce but, à proximité des lignes de chemin de fer un certain nombre d'établissements tels que collèges, grandes usines, etc..., lesquels pourraient servir d'hôpitaux temporaires.

En un mot, on compte surtout sur l'utilisation des locaux fournis par les réquisitions, et aménagés par les soins du service de santé ou des Sociétés d'assistance aux blessés, pour suffire aux besoins de l'hospitalisation dans les zones de concentration des armées.

Cette hospitalisation, ainsi prévue en temps de paix, est en général organisée dans des conditions satisfaisantes d'hygiène.

Chaque établissement désigné pour servir d'hôpital éventuel, a été, aussitôt après sa désignation, l'objet d'une étude spéciale, indiquant la répartition et l'affectation des locaux, le matériel, le nombre de lits, le personnel nécessaire.

Toutefois, quelles que soient les prévisions faites, il peut arriver que les ressources ainsi préparées soient insuffisantes sur un point donné. Il serait alors possible d'avoir recours, sans grands inconvénients d'ailleurs, pendant la période de concentration, à des procédés d'hospitalisation même assez sommaires, par exemple aux abris de fortune.

Les malades que l'on aura à évacuer sur les points d'hospitalisation pendant cette période seront en effet, pour la plupart, des éclopés qui pourront reprendre leur service sous peu de jours, ou des non-valeurs mises en évidence par les premières fatigues. Ces sujets auront plutôt besoin de repos que de soins proprement dits. On peut donc à la rigueur ne point les considérer comme de véritables malades, pour lesquels un certain confort est nécessaire ; aussi en les groupant sur le même point, il suffira de se conformer, quant à l'espace et au cubage, aux règles que nous avons précédemment admises pour l'utilisatioa des locaux dans les cas d'hospitalisation d'urgence (voir page 10). On pourra même avoir recours à de simples tentes empruntées au service du campement. En un mot, nous pensons que le complément d'hospitalisation, nécessité par l'affluence des éclopés dans la zone de concentration, peut être aisément assuré par les méthodes d'improvisation rapide.

On peut donc ainsi concevoir l'hospitalisation dans la zone de concentration : les hôpitaux de la région, les hôpitaux auxiliaires prévus et aménagés par les Sociétés de secours et le Service de santé, seront destinés aux malades proprement dits. Quant aux éclopés, il suffira de les évacuer sur des points d'hospitalisation moins bien pourvus et moins bien organisés. Un aménagement hâtif permettra de parer aux premiers besoins ; puis cet aménagement pourra être chaque jour progressivement amélioré. Les améliorations ainsi réalisées auront, d'autre part, pour un avenir très rapproché, un rôle très utile. Les opérations militaires vont, en effet, se dérouler bientôt à proximité ; on sera très heureux de pouvoir utiliser ultérieurement ces dépôts d'éclopés, devenus plus confortables, pour l'évacuation des malades et des blessés.

### HOSPITALISATION DANS LA ZONE DE L'AVANT

*Considérations générales sur le Service de Santé sous la zone de l'avant.* — Aussitôt après le début des opérations militaires, commence le fonctionnement normal du service de santé en campagne. L'exécution de ce service appartient aux formations sanitaires. Les formations de la zone de l'avant sont représentées par le service de santé des corps de troupes, les ambulances, les hôpitaux de campagne.

Lorsqu'on consulte le schéma placé en tête du règlement sur le Service de santé en campagne, on est *a priori* tenté de considérer ces formations comme des unités correspondantes chacune à un échelon sanitaire distinct, et à une phase spéciale du service. Il n'en est rien, ce schéma n'a d'autre but que de fixer les idées, en indiquant la place habituelle, et par suite, le rôle normal de chaque unité.

Il faut, en effet, bien se pénétrer de la pensée suivante : c'est que les formations sanitaires réunies sous un même commandement (médecin divi-

sionnaire, médecin directeur) sont appelées à se
prêter un mutuel appui, et même à se substituer les unes aux autres; elles peuvent, le cas
échéant, jouer le même rôle. C'est ainsi que, momentanément séparé des ambulances, le service
médical des régiments doit pourvoir, comme le fe-
rait une ambulance, à l'hospitalisation et à l'évacuation de ses blessés. D'autre part, pendant le
combat, si le service régimentaire menace d'être
débordé, les médecins d'ambulance et même ceux
des hôpitaux de campagne, peuvent être appelés à
établir momentanément des postes de secours au
voisinage de la ligne de feu, pendant que le service
d'exploitation de ces mêmes ambulances et hôpitaux prépare l'hospitalisation dans les villages voisins. Enfin, lorsque les blessés auront été relevés
et dirigés sur les points d'hospitalisation à proximité du champ de bataille, les médecins des
régiments, devenant disponibles, peuvent être
mis à la disposition des ambulances pour collaborer aux pansements et aux opérations.

Nous rappellerons aussi que toute formation
comprend les éléments ou services ci-après : un
service médico-chirurgical, des éléments de transport, un service administratif. Ces divers éléments
ou services peuvent être momentanément dissociés
et fonctionner sur des points séparés.

Si nous prenons comme exemple une ambulance, on peut aisément concevoir que pour hâter
l'action chirurgicale, et secourir les blessés le plus
tôt possible, le médecin-chef établisse une place de
pansements à proximité du champ de bataille, tandis que le service d'exploitation prépare l'hospitalisation dans un village situé à une distance de

1.500 ou 2.000 mètres. Il appartient aux chefs d'une ou plusieurs formations de diriger les services médico-chirurgicaux vers les malades et les blessés, et les services administratifs sur les points où les blessés devront être abrités et alimentés.

L'exécution ainsi comprise du service de santé de l'avant permet d'utiliser presque en même temps, et à la même heure, tous les éléments sanitaires d'une même unité tactique (division ou corps d'armée) ; elle ne laisse personne inoccupé, ce qui permet d'obtenir le maximum de rendement.

Il nous a paru indispensable de fournir ces explications préliminaires, pour bien établir que le mode d'exécution d'une partie quelconque du service (soins médico-chirurgicaux, transport, alimentation, hospitalisation) dépend au moins autant, sinon plus, des circonstances ambiantes que de la formation sanitaire.

## HOSPITALISATION DES MALADES RECUEILLIS PENDANT LES MARCHES

Pendant les marches, les malades sont recueillis sur certains points déterminés à l'avance, situés le long de la ligne d'étape, et que l'on désigne sous le nom de *postes de recueil*.

Ceux-ci sont en nombre variable suivant la longueur du trajet ; le service y est assuré par des éléments empruntés soit à l'ambulance, soit à l'hôpital de campagne.

Les malades ne doivent résider sur ces divers points que le temps nécessaire pour attendre leur évacuation vers l'arrière, c'est-à-dire quelques heures ; on n'a donc pas à se préoccuper beaucoup de leur aménager très confortablement des abris.

Le nombre des malades, dans les postes de recueil, est ordinairement peu considérable ; aussi trouve-t-on, en général, aisément, dans les villages traversés, quelques locaux (école, mairie, église, hangar) assez vastes pour les recevoir. L'alimentation est préparée dans les cuisines des maisons voisines.

Dans le cas d'une marche offensive, ou d'une rencontre inattendue avec l'ennemi, les postes de recueil prennent souvent plus d'importance. Les moyens d'hospitalisation ci-dessus peuvent devenir insuffisants, aussi est-il alors fréquemment nécessaire de construire rapidement des abris improvisés par des procédés très simples, par exemple au moyen de quelques cordes fixées à des arbres et supportant des draps, des couvertures. Dans les cas de ce genre, il est bon que les postes de recueil soient suffisamment pourvus de personnel ; on empruntera celui-ci, soit aux ambulances, soit plutôt aux hôpitaux de campagne.

### SERVICE EN STATIONNEMENT OU A L'ARRIVÉE A L'ÉTAPE

Le service régimentaire devra, dans la plupart des cas, créer quelques rudiments d'installation ; il sera nécessaire qu'il réquisitionne ou improvise quelques locaux : l'un pour la salle de visite et de pansements, l'autre destiné à servir de salle d'attente pour les malades à évacuer sur l'arrière. Les hommes suspects de maladies contagieuses seront mis à part ; s'ils sont atteints d'affections intestinales, leurs latrines ou feuillées seront désinfectées aussitôt après leur évacuation.

Le soin de rassembler les malades évacués par les régiments incombe généralement à l'ambulance. Celle-ci, lorsque l'unité tactique qu'elle dessert occupe une zone étendue, peut, en se divisant par sections, s'établir en deux points différents. Les malades commencent à arriver dès le début de l'installation de l'ambulance; d'autre part, la totalité de ceux-ci doit être évacuée le lendemain pour laisser l'ambulance disponible. Il est donc rationnel de n'avoir recours qu'à des procédés sommaires et rapides d'hospitalisation. Suivant la situation occupée par l'ambulance (bivouac, cantonnement), on se contentra d'abris de fortune, ou bien on cherchera à tirer le meilleur parti possible des locaux existants.

## HOSPITALISATION PENDANT ET AUSSITOT APRÈS LE COMBAT

Au voisinage de la ligne de feu, les blessés sont relevés et pansés par les postes de secours établis le plus ordinairement par le service régimentaire, et assez souvent aussi par les ambulances. Après un pansement plus ou moins complet, les blessés sont dirigés sur les points de rassemblement, généralement placés dans les villages situés suffisamment à l'abri des fluctuations du combat ; de ces points de rassemblement, les blessés sont ensuite reportés vers l'arrière, sur des postes de recueil, qui les dirigent ultérieurement sur les têtes d'étape de route ou de guerre, où l'on prépare leur évacuation définitive vers l'arrière.

Suivant la nature de leurs blessures, suivant aussi les circonstances tactiques, les blessés séjournent plus ou moins sur les divers points que nous venons d'indiquer. C'est ainsi que les blessés pouvant marcher, ne restent souvent sur les points de rassemblement et même dans les postes de recueil, que le temps nécessaire pour s'alimenter et prendre quelques cordiaux; par contre, les blessés plus gravement atteints doivent y attendre que l'on ait trouvé ou improvisé les moyens de transport indispensables pour les évacuer vers l'arrière; enfin les blessés non transportables doivent être immobilisés sur place, et l'on doit prévoir et organiser pour eux une hospitalisation permanente.

Ainsi donc, même à proximité de l'ennemi, et le jour de combat, il est nécessaire, sur les points de rassemblement des blessés, de créer des installations permettant aux blessés d'attendre, dans des conditions assez confortables, la décision à intervenir quant à leur destination ultérieure.

Ces installations sont ordinairement créées par le *service d'exploitation* des ambulances ou des hôpitaux de campagne, qui devra, dans un délai de quelques heures, se trouver en mesure de fournir à un nombre souvent assez considérable de blessés, des abris, des aliments, un couchage sommaire.

*Abris.* — On cherche à profiter tout d'abord des ressources locales. Dans un village, afin de ne point séparer les blessés et ne pas trop morceler le service, on désigne pour l'installation du point de rassemblement un secteur d'environ 250 mètres de côté. comprenant, si possible, quelques locaux importants (école, église, hangar, etc...). On s'efforce de trouver une ou deux salles contiguës pour les pansements et les opérations. Enfin, il est utile de s'enquérir des points d'eau existant dans ce secteur, de la qualité de cette eau, des ressources que l'on peut rencontrer au point de vue de la réquisition du linge, des objets de literie, de la paille de couchage. Toutefois, il est très rarement possible d'abriter, au moyen des locaux fournis par les réquisitions, la pluralité des blessés à la suite d'une grande bataille. D'ailleurs, il peut se faire que le point de rassemblement des blessés d'un ou plusieurs régiments, soit établi dans une ferme où les locaux convenables font souvent défaut, ou même en rase campagne; ce n'est point alors la tente Tortoise qui peut constituer l'appoint nécessaire pour recueillir les blessés après une journée un peu importante; il ne faut alors compter que sur les moyens de fortune. Ceux-ci sont représentés par des tentes où abris improvisés. Des bâches, des prélarts, des draps jetés sur des cordes tendues ou soutenus par quelques perches, peuvent suffire; mais encore est-il nécessaire que l'on ait ces objets sous la main; or, il est facile de prévoir que fréquemment il sera difficile de se procurer ceux-ci en temps utile.

En fait, au voisinage de l'ennemi, sur les points de rassemblement des blessés, on éprouvera très souvent des difficultés considérables à improviser des abris, difficultés qui disparaîtraient en grande partie si l'emploi de la tente-abri était, comme en Allemagne, généralisé à toutes les troupes.

*Couchage*. — Sur le sol, on étend de la paille, que l'on recouvre, s'il est possible, avec des draps ou des couvertes, puis on y dépose les blessés ; faute de temps, on se trouve évidemment dans l'impossibilité matérielle de faire plus.

*Alimentation*. — On peut, en général, assez facilement fournir aux blessés, dès la première heure, des boissons de préparation simple, telle que : tisane commune, eau vineuse. On se met ensuite, autant que possible, en mesure de distribuer quelques boissons toniques chaudes : thé ou café.

Pour la préparation des aliments, on utilise les cuisines des maisons voisines ; s'il est nécessaire, on installe en plein air quelques fourneaux de cuisine réquisitionnés ou quelques foyers de campagne. On ne peut évidemment réaliser, dans ces conditions, que des préparations culinaires très simples ; souvent même, pour parer aux besoins les plus urgents, on doit se contenter de viande de conserve, de bouillons ou de potages instantanés.

HOSPITALISATION DANS LA ZONE DE L'ARRIÈRE

Le service de santé de l'arrière a pour but principal : 1° l'hospitalisation des hommes qui ne peuvent être évacués, c'est-à-dire des blessés dont l'état serait aggravé par un transport à grande distance, des malades et blessés légers, des convalescents et éclopés dont la guérison ne réclame qu'un repos de courte durée, des contagieux, lesquels ne pourraient, sans danger, circuler sur les grandes voies de communication de l'armée ; 2° l'évacuation des malades et blessés qui, tout en étant suscep- tibles de supporter le transport à distance, ne pour- ront au plus tôt reprendre la campagne qu'après plusieurs semaines de traitement. Nous examine- rons : 1° l'hospitalisation des blessés intranspor- tables ; 2° celle des contagieux ; 3° celle des malades ou blessés légers ; 4° l'hospitalisation dans les hô- pitaux d'évacuation.

1° *Hospitalisation des blessés intransportables*. — Un certain nombre d'hommes (15 o/o de la totalité des blessés environ) ne peuvent être évacués sur l'arrière, en raison de la gravité de leurs blessu- res ; dans un mouvement de retraite, les blessés appartenant à cette catégorie sont en totalité aban- donnés à l'ennemi ; à la suite d'une victoire, il est nécessaire de s'enquérir des moyens de traiter sur place, non seulement ses blessés, mais les blessés intransportables laissés par l'ennemi. Le soin de recueillir les blessés intransportables incombe aux hôpitaux de campagne, lesquels sont alors pro- visoirement ou définitivement immobilisés dans ce but.

. Pour ces blessés, dont l'état réclame des soins spéciaux et beaucoup de ménagement, il est indis- pensable de trouver ou de créer des installations suffisamment confortables, et cela à peu de distance du champ de bataille, dans un rayon peu étendu, de 7 à 8 kilomètres, par exemple.

On doit alors chercher à tirer le meilleur parti possible des locaux existants. Dans ce but, on peut avoir recours tout d'abord aux locaux déjà utilisés comme point de rassemblement des blessés ; on y trouve en effet le plus souvent, un commencement d'installation et d'aménagement dont on peut immédiatement profiter.

Les locaux convenables feront d'ailleurs assez souvent défaut; il sera alors nécessaire, en attendant mieux, de créer de simples abris pour cette catégorie de blessés ; nous avons précédemment signalé un certain nombre d'abris improvisés offrant une garantie suffisante contre les influences atmosphériques, et pouvant être employés dans ce cas ; si l'on utilise des tentes, on doublera leur paroi ; à propos de l'emploi des tentes en Allemagne, nous avons vu tout le parti que l'on pourrait tirer à ce sujet de la tente individuelle.

L'hospitalisation des blessés intransportables étant une hospitalisation d'une certaine durée, il est nécessaire qu'elle soit établie dans des conditions d'hygiène satisfaisantes; nous croyons utile, à cet égard, de renvoyer aux indications fournies plus haut, relativement à la ventilation, au chauffage, au couchage, à l'installation des cuisines et latrines, etc...

L'hospitalisation des blessés intransportables, commencée en principe par les hôpitaux de campagne, est, en général, continuée par les hôpitaux auxiliaires des Sociétés de secours. Ceux-ci, en effet, sont destinés à relever les hôpitaux de campagne, afin de leur permettre de reprendre leur place derrière les armées. Les hôpitaux auxiliaires se trouvent en présence d'une situation débrouillée déjà en grande partie par les hôpitaux de campagne. Cette situation d'ailleurs va s'éclaircir de plus en plus ; un certain nombre de blessés dont l'état s'améliore, peuvent être évacués sur l'arrière, ce qui diminue d'autant chaque jour, l'encombrement. Dans certains cas, grâce à la facilité des communications avec l'arrière, on pourra, pour l'hospitalisation des blessés intransportables, puiser d'importantes ressources dans les stations-magasins, ou même sur le territoire national. C'est ainsi que l'on pourra se procurer parfois des tentes ou même des baraques transportables réglementaires ; on pourra également avoir recours aux abris transportables fournis par les réquisitions.

Notons enfin que si ces hôpitaux auxiliaires doivent être pendant longtemps immobilisés sur le même point, il devient alors souvent possible d'élever des baraquements fixes pour les malades.

*Hôpitaux de contagieux.* — Ces hôpitaux doivent être établis en dehors des grandes lignes de concentration et de ravitaillement. Le règlement recommande d'utiliser « les hôpitaux du territoire ou les hôpitaux auxiliaires ou, à leur défaut seulement les hôpitaux de campagne, qui, en principe, doivent être conservés disponibles pour le service de l'avant. »

Les contagieux ne devant pas être évacués à distance, les hôpitaux du territoire seront insuffisants en temps d'épidémie, et il sera nécessaire d'avoir recours à des procédés d'hospitalisation d'urgence pour cette catégorie de malades.

Les formations sanitaires (hôpitaux de campagne ou hôpitaux auxiliaires) destinées à organiser l'hospitalisation des contagieux, devront chercher à s'établir dans des conditions suffisantes d'isolement, en restant, autant que possible, à l'écart des centres habités ; point n'est besoin toutefois d'un éloignement considérable, quelques centaines de mètres suffiront pour éviter la transmission de la contagion par l'air.

Malheureusement on trouve exceptionnellement un château, une ferme, une usine, réalisant ces conditions, et ayant en même temps des locaux capables de recevoir un grand nombre de malades. D'autre part, on ne peut songer évidemment à placer des malades de ce genre dans des conditions trop précaires. On se trouvera donc dans l'obligation de construire des baraquements, ou de puiser dans les stations-magasins, des tentes ou baraques démontables ; à défaut de celles-ci on pourrait utiliser les abris transportables réquisitionnés sur le territoire national.

Le traitement de cette catégorie de malades réclame des conditions hygiéniques satisfaisantes, en particulier, au point de vue de l'aération, on ne saurait se contenter d'un cubage faible, suffisant pour les blessés ; pour les contagieux il est prudent de ne pas descendre au-dessous de 20 mètres cubes d'air (voir page 16 et suivantes).

Quant aux mesures générales à prendre pour éviter la transmission des maladies contagieuses, nous les avons précédemment décrites dans la chapitre consacré à la prophylaxie des affections transmissibles (voir page 88).

*Dépôt de convalescents et d'éclopés.* — Les dépôts de convalescents et d'éclopés ont pour but d'éviter l'évacuation à grande distance, des hommes qui sont capables de reprendre leur service après quelques jours de repos ou de traitement.

Les dépôts de convalescents sont souvent, avec

avantage, placés à côté des hôpitaux, temporairement immobilisés, de façon à prévenir l'encombrement de ceux-ci, en recueillant les malades et blessés lorsque leur état, à défaut de soins, ne réclame plus qu'un peu de ménagement.

Les dépôts d'éclopés sont généralement établis sur les points de la zone de l'arrière, par exemple aux têtes d'étapes, où cette catégorie d'hommes peut être dans une certaine mesure, utilisée pour le service, de façon à rendre disponibles, certains éléments des troupes d'étapes.

Pour les convalescents et les éclopés, il n'est pas nécessaire d'organiser l'hospitalisation avec le même soin que pour les blessés ou pour les malades proprement dits. Dans la plupart des cas, les locaux fournis par les réquisitions peuvent suffire ; ces locaux seront, en grande partie, aménagés par les hommes eux-mêmes. Pour les éclopés on peut même avoir recours au cantonnement dans les mêmes conditions que pour les sujets valides.

*Hospitalisation dans les hôpitaux d'évacuation.* — L'hôpital d'évacuation peut être *a priori* considéré comme un lieu de transit, les malades et blessés ne devant théoriquement y résider qu'un petit nombre d'heures. Or, dans la réalité, il n'en est pas ainsi ; il peut arriver assez souvent qu'un nombre considérable d'hommes y séjourne plus ou moins longtemps, soit en raison de l'aggravation momentanée de leur état, soit par suite d'un retard dans la formation des convois d'évacuation.

Cette formation sanitaire comprend par conséquent: 1° des locaux destinés à l'exécution de son service spécial, et permettant l'embarquement facile des malades ou blessés dans les wagons ou les bateaux ; 2° des locaux destinés pour l'hospitalisation.

Les locaux spécialement réservés au service d'évacuation sont représentés par de simples abris couverts.

Pour éviter toute perte de temps, au moment de l'organisation d'un convoi d'évacuation, il est nécessaire que ces locaux d'attente soient installés à peu de distance, à 30 ou 40 mètres au plus du quai d'embarquement. Les hommes à évacuer y sont groupés en attendant leur embarquement en chemin de fer ou en bateau. La dimension de ces locaux doit donc être prévue en conséquence ; si les hangars à marchandises ne suffisent pas, on leur annexe un certain nombre d'abris improvisés.

En temps ordinaire, les locaux réservés à l'hospitalisation peuvent ne point dépasser comme dimension les locaux des infirmeries de gare ou de gîtes d'étapes ; quelques pièces capables d'abriter une trentaine d'hommes ou quelques tentes suffisent. Mais pendant les évacuations qui suivent un combat, l'hôpital d'évacuation doit hospitaliser souvent pendant un certain nombre de jours plusieurs centaines d'hommes. Pour faciliter la tâche de l'hôpital d'évacuation, on lui annexe alors un ou plusieurs hôpitaux de campagne.

Ces hôpitaux s'installent dans les locaux voisins du point d'évacuation, c'est-à-dire de la gare, du quai ou port d'embarquement ; à défaut de locaux ils construisent des abris improvisés. L'hôpital d'évacuation étant relié avec le service de l'arrière, peut en outre dans certains cas, se procurer des tentes ou abris transportables.

*Hospitalisation d'urgence sur le territoire national.* — Le nombre des places, dans les hôpitaux de l'intérieur (hôpitaux militaires et civils) serait certainement insuffisant au moment d'une grande guerre ; aussi, est-on heureux de pouvoir compter sur les ressources préparées dès le temps de paix par les diverses Sociétés d'assistance aux blessés. Ces ressources, représentées par les nombreux hôpitaux auxiliaires sédentaires, que ces sociétés sont en mesure d'organiser rapidement, au moment d'une mobilisation, sont considérables ; elles peuvent être cependant parfois momentanément inférieures aux besoins. Il peut se faire qu'à la suite d'une grande bataille, un convoi d'évacuation vienne inopinément apporter sur un point donné un contingent de blessés supérieur au nombre des places disponibles. Dans ce cas, il faudra faire pour quelques jours de l'hospitalisation extemporanée, c'est-à-dire aménager et improviser hâtivement des abris.

Quoi qu'il en soit, dans le service de l'arrière ou sur le territoire national, l'hospitalisation ne comportera jamais autant d'imprévu qu'au voisinage des opérations militaires. Les oscillations, dans le mouvement des malades et des blessés, très marquées au voisinage des armées, ne se répercuteront évidemment, à distance, que d'une façon très atténuée.

## CONCLUSIONS GÉNÉRALES

Le matériel des formations sanitaires ne permet d'abriter qu'un nombre restreint de malades ; aussi doit-on compter, pour l'hospitalisation en temps de guerre, sur les ressources fournies par les réquisitions et les procédés rapides d'improvisation.

L'expérience a montré que des installations en apparence rudimentaires, telles que les tentes, les abris improvisés, les baraquements, ne sont nulle· ment incompatibles avec une hygiène souvent suffisante.

Les procédés à employer varient suivant les cas.

Dans la zone de l'avant, lorsque les blessés ne doivent rester sur place qu'un temps très court, en l'absence de locaux convenables fournis par les réquisitions, on se contentera d'abris très simples, rapidement improvisés. Si les blessés doivent séjourner quelque temps sur le même point, on s'efforcera, malgré le provisoire de leur situation, d'améliorer les conditions matérielles où ils se trouvent ; on y parviendra, soit en perfectionnant les abris improvisés déjà établis, soit en les remplaçant par d'autres plus confortables.

Dans la zone de l'arrière, on doit placer les malades et les blessés dans des conditions d'hygiène en rapport avec la durée de leur hospitalisation. On sera donc plus sévère, quant aux choix des locaux et leur aménagement. Si les ressources locales sont insuffisantes, on les complétera en améliorant les installations improvisées dès la première heure, ou mieux en se procurant des abris transportables (tentes ou baraques), et, si les conditions s'y prêtent, en construisant quelques baraquements,

En résumé, quelle que soit la situation sanitaire envisagée, il sera fréquemment nécessaire de créer des abris improvisés. Ceux-ci ne pourront être rapidement établis, que si l'on trouve aisément les éléments nécessaires à leur construction ; à ce sujet la tente abri individuelle serait susceptible de rendre de réels services ; nous avons vu qu'elle se prêtait facilement à la construction de grandes tentes d'hôpital, et que le Service de santé de l'armée allemande comptait d'ailleurs l'utiliser largement pour abriter les blessés.

La tente-abri étant susceptible d'être employée dans l'armée française, il serait utile de modifier suivant le type de la tente allemande, le modèle réglementaire fixé par la décision ministérielle du 5 octobre 1898, et de dresser les infirmiers et les brancardiers dans les régiments et hôpitaux, à construire avec cette tente des abris improvisés.

Enfin, si l'on conçoit aisément que la surcharge occasionnée par la tente-abri puisse s'opposer à la généralisation de son emploi, on ne peut évidemment pas formuler la même objection à son adoption pour les troupes du Service de santé ; aussi peut-être conviendrait-il d'examiner s'il n'y aurait pas lieu de doter celles-ci de la tente-individuelle, en raison du parti assez considérable que l'on en pourrait tirer pour l'hospitalisation éventuelle et d'urgence.

# TROISIÈME PARTIE

---

# Exercice pratique d'hospitalisation

UTILITÉ DES EXERCICES PRATIQUES D'HOSPITALISATION

Dans le chapitre consacré aux rapports de l'hospitalisation d'urgence avec les différentes situations tactiques, nous nous sommes contenté d'indiquer les procédés d'exécution convenant aux situations le plus habituellement rencontrées. Toutefois, en raison de l'extrême variabilité de ces situations, on conçoit que nous n'ayons pu fournir des solutions invariables, correspondantes à tous les cas particuliers susceptibles d'être observés en temps de guerre ; notre description n'a donc été, en grande partie, qu'une description générale, et, malgré notre désir de nous rapprocher le plus possible de la réalité, nous avons dû notablement rester dans le schéma.

Il serait cependant utile, pour frapper l'esprit davantage, et aussi pour rendre plus tangibles les difficultés, de citer quelques faits précis d'hospitalisation, d'indiquer par exemple, dans ses détails, d'après l'historique des campagnes précédentes, comment fut organisée l'hospitalisation après un combat quelconque, sur un point voisin du champ de bataille ; malheureusement, l'histoire médico-chirurgicale des guerres ne comporte le plus ordinairement, que des descriptions d'ensemble sur le fonctionnement du Service de santé ; elle n'envisage que très rarement le cas particulier avec son mode spécial d'exécution. Faute d'exemples puisés dans la réalité, on peut cependant en créer de fictifs, en acceptant une situation militaire précise, et en subordonnant ou en adaptant à celle-ci, l'exécution du service médical. Etudiée de cette façon, l'hospitalisation d'urgence rentre dans le cadre des exercices de tactique sanitaires, au même titre que la détermination de l'emplacement des diverses formations, ou la transmission des ordres pendant un combat figuré.

Les exercices spéciaux du Service de santé constituent des thèmes tactiques tout trouvés. fournissant les données principales du problème (nombre des blessés, emplacement des formations, temps dont on peut disposer, etc.) Il est évident qu'il vaudra toujours mieux résoudre le problème au moment même, c'est-à-dire pendant les manœuvres ; dans ces conditions, on se rendra évidemment un compte plus exact des difficultés soulevées par l'hospitalisation. Cependant, longtemps après, il sera encore possible d'étudier la question en comparant, tout à la fois, les ressources locales et les exigences de la situation militaire.

C'est ainsi, qu'à titre d'exemple, nous envisageons ici la situation, telle qu'elle s'est présentée lors des exercices du Service de santé du Gouvernement militaire de Paris, en 1899, pendant la journée du 4 octobre, sur l'un des points désignés pour l'hospitalisation des blessés. Nous avons choisi à dessein le point d'hospitalisation, où le Service de santé se serait trouvé aux prises avec les difficultés les plus grandes, en raison du chiffre des blessés et de la faiblesse des ressources locales.

EXERCICES SPÉCIAUX DU SERVICE DE SANTÉ DU GOUVERNEMENT MILITAIRE DE PARIS (ANNÉE 1899, JOURNÉE DU 4 OCTOBRE). HOSPITALISATION DES BLESSÉS DANS LE VILLAGE DE BLANC-MESNIL.

*a) Renseignements tactiques préliminaires.* — Les opérations militaires avaient pour but de repousser un ennemi signalé dans les environs de Compiègne et marchant sur Paris. Un corps d'armée se porte au devant de lui dans la direction de Saint-Denis et du Bourget.

Dans la matinée du 4 octobre, l'ennemi occupe les hauteurs de l'Orme-de-Morlu, au sud de Vanderlhand. L'attaque s'exécute en deux colonnes, composées chacune d'une division, les troupes non endivisionnnées accompagnant la 2ᵉ division (colonne de gauche). La première division, qui se trouvait cantonnée à Aubervilliers et dans les environs, s'avance à droite de la route nationale nᵒ 2, franchit la Morée entre Blanc-Mesnil et le Pont-Ablon, et attaque aussitôt l'ennemi.

La 3ᵉ brigade de la 2ᵉ division, avec l'artillerie

divisionnaire s'avance à gauche de la route par Garches et Gonesse, pour attaquer la droite de l'ennemi, qui s'appuie au ruisseau du Croult vers le Tillay. La 4ᵉ brigade et l'artillerie de corps se dirigent vers Dugny, où elle reste à la disposition du général commandant le corps d'armée.

Vers 5 heures du soir, c'est-à-dire au moment où l'ordre est donné de cesser le combat, la situation du Service de santé est la suivante :

Les blessés tombés au cours de l'engagement d'avant-garde, à l'est de la route à 600 mètres du Pont-Ablon, sont au nombre de 300, dont 100 ennemis (A) ; ces blessés ont été relevés dans la journée. Dans la zone est de la route, vers 400 mètres au sud de la Patte-d'Oie sont tombés environ 3.000 blessés dont 1.000 ennemis (B). La 3ᵉ brigade a perdu 200 hommes entre le Croult et la route du côté du Moulin à drap (C).

Pendant la journée, les blessés ont été recueillis dans les localités ci-après :

Le Blanc-Mesnil et le Bourget pour la colonne de droite ; Dugny et le Bourget pour la colonne de gauche. En raison du mouvement de retraite de l'ennemi, on pourra utiliser pour l'hospitalisation des blessés Gonesse, à partir de 5 h. 1/2 du soir, et Roissy à partir de 6 h. 1/2.

Le plan ci-contre permet de suivre la marche des opérations militaires, et indique la répartition des pertes subies (fig. 11).

*b) Formations sanitaires dirigées sur Le Blanc-Mesnil.* — Il suffit de jeter un coup d'œil sur la répartition topographique des pertes subies dans la journée, pour se rendre compte que Le Blanc-Mes-

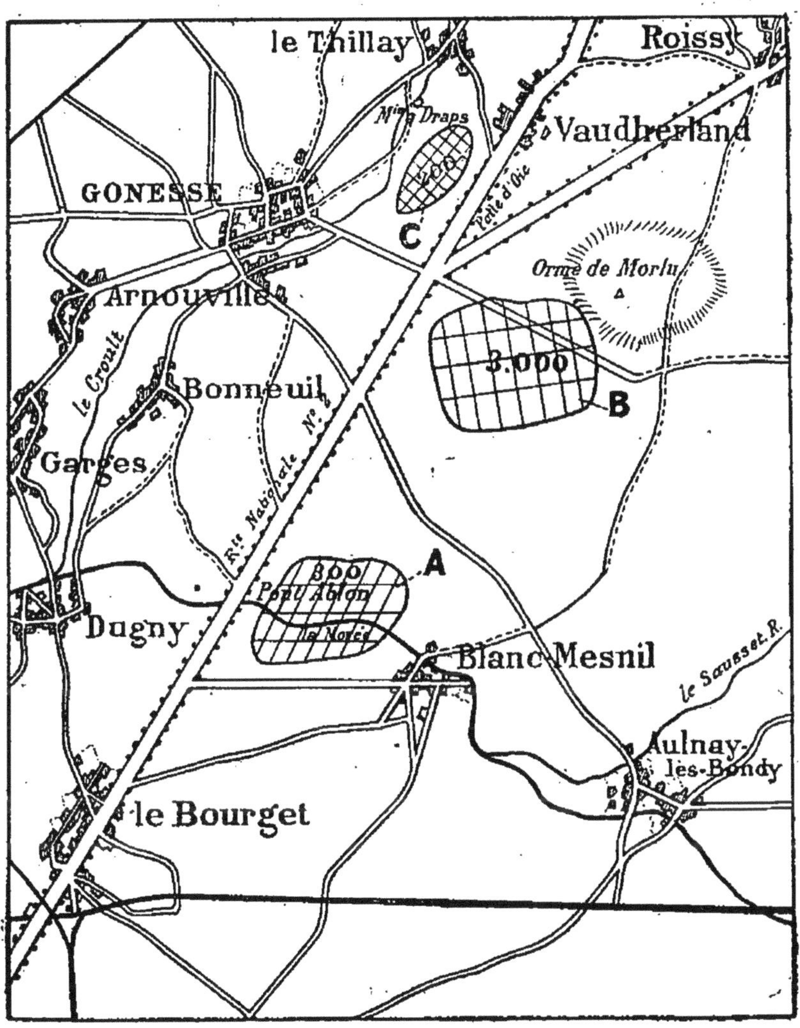


Fig. 11. — Carte des opérations militaires.

nil était, par sa situation même, destiné à recevoir un nombre considérable de blessés. Ce village était, en effet, le plus rapproché de la zone où se déroulèrent les phases principales du combat; aussi à 8 heures du matin, le médecin chef de la 1re division transmit l'ordre suivant au médecin chef de l'ambulance:

1er CORPS D'ARMÉE
1re DIVISION
*Service de Santé*

Médecin divisionnaire à médecin chef de l'Ambulance.

4 octobre, 8 h. du matin.

« Dirigez sur Le Blanc-Mesnil la 1re section de l'ambulance. Cette section organisera l'hospitalisation dans ce village, et collaborera avec les éléments régimentaires restés sur place, au pansement et au relèvement des blessés tombés au voisinage du Pont-Ablon. »

La résistance de l'ennemi ayant plus tard occasionné des pertes assez considérables au sud de la Patte d'Oie, le Directeur du Service de santé du corps d'armée prévoit une forte agglomération de blessés dans le village du Blanc-Mesnil; aussi vers 10 h. 1/2 du matin, il transmet les ordres ci-après à l'ambulance de corps et à l'hôpital de campagne n° 3.

1ᵉʳ CORPS D'ARMÉE
*Direction du service
de Santé*

### Directeur du Service de santé à médecin chef de l'ambulance de corps.

4 octobre, 10 h. 1/2 du matin.

« Dirigez la 1ʳᵉ section de votre ambulance, sur le village du Blanc-Mesnil, pour y collaborer à l'organisation de l'hospitalisation. Les moyens de transports de cette section seront utilisés pour le relèvement des blessés tombés au voisinage de la Patte-d'Oie. S'il le juge possible, le médecin chef de la section détachera une partie de son personnel médical pour renforcer sur le champ de bataille le Service régimentaire. »

1ᵉʳ CORPS D'ARMÉE
*Direction du Service
de Santé*

### Directeur du Service de santé à médecin chef de l'hôpital de campagne n°3.

4 octobre, 10 h. 1/2 du matin.

« Dirigez-vous immédiatement sur Le Blanc-Mesnil, où vous collaborerez à l'organisation de l'hospitalisation dans ce village. »

Les formations sanitaires dirigées sur Le Blanc-Mesnil se mirent immédiatement à l'œuvre aussitôt après leur arrivée ; on peut admettre que la 1ʳᵉ sec-

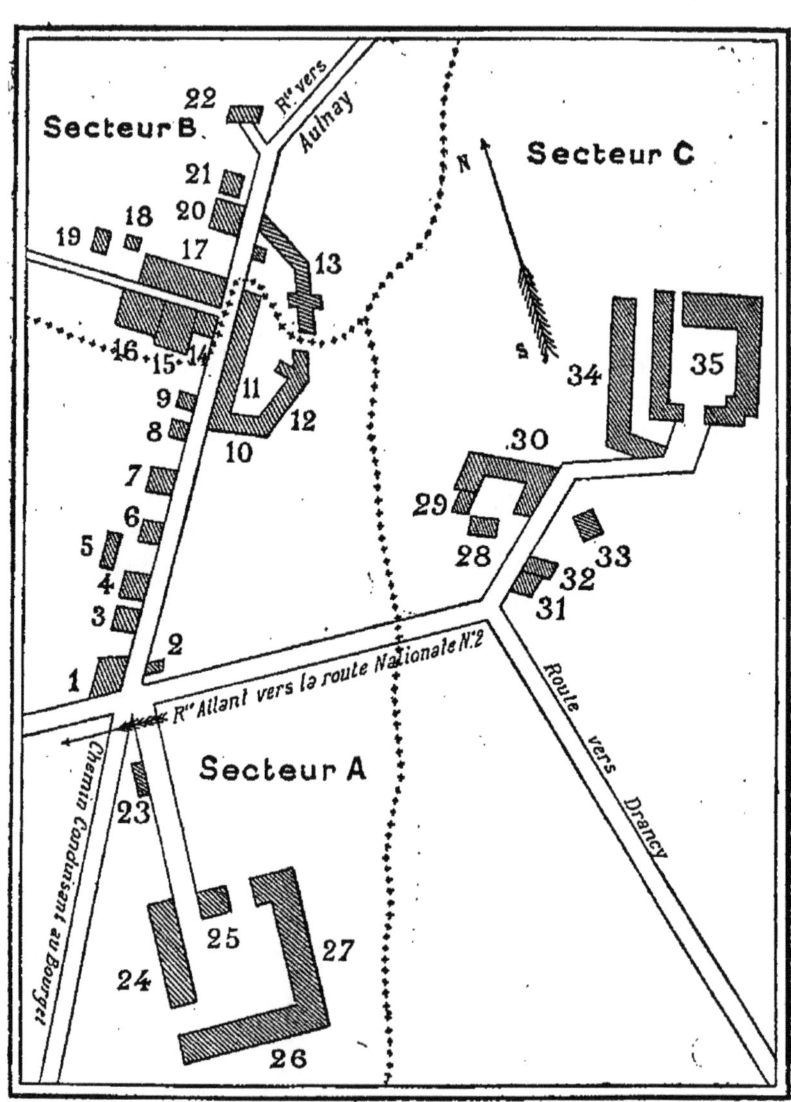


Fig. 12. — Plan du Blanc-Mesnil.

Secteur A (Première section de l'ambulance divisionnaire).
Secteur B (Première section de l'ambulance de corps).
Secteur C (Hôpital de campagne n° 3).

tion de l'ambulance divisionnaire commencera à s'installer à 9 h. 1/2 du matin ; la 1<sup>re</sup> section de l'ambulance de corps à 1 h. ; l'hôpital de campagne n° 3 à 3 heures.

Avant de décrire le travail accompli par chacune des formations, il est utile de connaître les ressources que possédait le village du Blanc-Mesnil au point de vue de l'hospitalisation.

*c) Ressources locales.* — Le Blanc-Mesnil est un petit village de 180 habitants ; il renferme plusieurs exploitations agricoles et une petite féculerie. Nous reproduisons ci-contre, d'après le cadastre, le plan de ce village ; ce plan nous servira de guide au sujet de la répartition des locaux entre les différentes formations sanitaires.

Les difficultés relatives à l'aménagement des locaux sont très importantes à connaître ; les renseignements à ce sujet se trouvent condensés, pour chaque local, dans le tableau ci-contre, où sont indiqués avec un numéro correspondant à celui porté sur le plan, la nature du local, les principaux objets qu'il renferme, le nombre d'hommes nécessaires pour l'aménagement, le nombre de places qu'il peut fournir à raison de 2 m². 25 par homme. Ce tableau exige quelques explications complémentaires.

1° Par surface utilisable (colonne 4), il ne faut pas entendre ici la surface totale des locaux, mais la surface libre restante après déménagement des objets et du matériel susceptibles d'être rapidement déplacés. Il est évident que faute de temps et de moyens, il est difficile d'enlever les objets lourds et encombrants. Nous pouvons citer comme exemple le hangar n° 24. Ce hangar est un im-

## PRINCIPAUX LOCAUX UTILISABLES POUR ABRITER LES BLESSÉS

| Numéros du plan. | LOCAUX | OBJETS contenus dans le local | Surface utilisable en mètres carrés | Nombre de places 2m.25 par homme | Durée de l'aménagement (Hre de travail) |
|---|---|---|---|---|---|
| 1 | 2 | 3 | 4 | 5 | 6 |
| 1 | Ecole. | Mobilier scolaire. | 24 | 10 | 2 |
| 5 | Atelier de maréchalerie. | Tables, outils. | 24 | 10 | 3 |
| 14 | Petit hangar fermé. | Récoltes. | 13,5 | 6 | 3 |
| 15 | Grand hangar ouvert. | Voitures et matériel. | 90 | 40 | 4,5 |
| 16 | Id. | agricol. Id. | 90 | 40 | 4,5 |
| 17 | Bâtiment industriel (féculerie). | Matériel industriel. | 45 | 20 | 4 |
| 19 | Remise. | Voitures et harnais. | 11 | 5 | 1 |
| 20 | Deux salles de restaurant. | Objets mobiliers. | 23 | 10 | 2 |
| 22 | Hangar. | Matériel agricole. | 21 | 9 | 2 |
| 10 11 | Hangars, remises, granges. | Matériel agricole, fourrages. | 80 | 30 | 5 |
| 13 | Hangars, remises, granges. | Matériel agricole, fourrages. | 40 | 15 | 5 |
| 23 | Maisonnette pour ouvriers agricoles. | Mobilier. | 14 | 6 | 2 |
| 24 | Grand hangar. | Matériel agricole. | 180 | 80 | 20 |
| 27 | Granges et bergerie. | Fourrages. | 40 | 15 | 5 |
| 28 | Eglise. | Bancs, chaises. | 45 | 20 | 3 |
| 29 | Petit hangar. | Matériel agricole. | 10 | 6 | 2 |
| 30 | Granges et bergeries. | Fourrages. | 27 | 12 | 4 |
| 32 | Remise. | Voitures et harnais. | 27 | 12 | 3 |
| 34 | Grand hangar. | Voitures et matériel agricole. | 80 | 30 | 5 |
| 35 | Granges, bergeries. | Fourrages. | 80 | 30 | 5 |

mense bâtiment long de 40 mètres sur 8 mètres de large et 6 mètres de hauteur ; près de la moitié du hangar est supposée occupée, jusqu'à la voûte, par des fourrages soigneusement entassés ; le déblaiement de cette partie du hangar exigerait un temps considérable, au moins 120 heures de travail ; il .serait donc tout à fait impossible d'entreprendre ce déblaiement. Par contre, l'autre partie du hangar est occupée seulement par des charrettes et des instruments aratoires, qu'il est évidemment possible de transporter en peu de temps dans l'intérieur de la cour ; c'est de cette partie seulement que nous tenons compte comme surface utilisable ; aussi voyons-nous le hangar n° 24, malgré ses dimensions supérieures, figurer dans le tableau pour un espace de 22 m. 5 × 8 m. = 180 mètres carrés. Le rendement des autres locaux est calculé sur les mêmes données.

2° Le nombre de places (colonne 5) est calculé d'après le coefficient de surface de 2 m. 25, voir plus haut page 11.

*d) Organisation de l'hospitalisation au Blanc-Mesnil. — Première section de l'Ambulance divisionnaire.* — En arrivant à 9 h. 1/2 au Blanc-Mesnit, le médecin-chef de la section de l'ambulance divisionnaire fait tout d'abord une reconnaissance rapide de cette localité ; il constate qu'elle pourra recevoir de 400 à 500 blessés, soit une quantité à peine supérieure à la capacité moyenne d'une formation sanitaire. Bien qu'autorisé par ce fait à envisager le Blanc-Mesnil comme un secteur unique, le médecin-chef évite de disséminer les éléments de sa formation ; il cherche au contraire à les grouper afin de faciliter son service, et aussi pour ne point enchevêtrer ses locaux avec ceux d'une formation sanitaire pouvant venir ultérieurement s'installer dans le village. Il s'établit donc dans la partie sud du Blanc-Mesnil; là, en effet, existent plusieurs locaux particulièrement vastes, avec cuisines assez spacieuses, de l'eau en abondance ; en outre, il se trouverait placé, en ce point, à proximité d'une route carrossable, parallèle à la Morée, côtoyant le champ de bataille, et par conséquent toute indiquée pour le transport des blessés sur Le Blanc-Mesnil.

Pendant que, conformément aux ordres du médecin divisionnaire, le médecin-chef de la section se porte avec ses médecins et ses infirmiers de visite vers les postes de secours, pendant que d'autre part les brancardiers et les voitures de transport se dirigent vers le relai d'ambulance, les deux officiers d'administration préparent l'hospitalisation.

Le personnel d'exécution pour cette partie du service se trouve ainsi représenté :

Infirmiers d'exploitation.................... 9
Soldat ordonnance...................... 2
Conducteurs des fourgons (fournis pour
    quelques heures par l'officier du train).. 4
                                    15

A ces 15 hommes il convient d'ajouter une corvée civile de 8 hommes, dont l'appoint est d'autant plus important, que l'on peut rapidement, grâce à elle, connaître les ressources du village ; on pourra donc utiliser un total de 23 hommes pour organiser l'hospitalisation.

L'officier d'administration le plus élevé en

grade prend la direction générale du service ; il s'adjoint 14 hommes, dont la corvée civile, et s'occupe plus spécialement de l'aménagement des locaux, tandis que son collègue, avec 7 hommes, se charge de tout ce qui concerne la préparation des aliments et des boissons. Restent 2 hommes disponibles qui seront chargés de diriger les blessés au moment de leur arrivée au Blanc-Mesnil.

*Aménagement des locaux.* — Cet aménagement ne peut commencer qu'à 10 heures; une demi-heure, en effet, a été nécessaire pour que le médecin-chef ait pu, avec ses officiers, faire la reconnaissance préalable du village, et arrêter d'une façon générale les dispositions à prendre en vue de l'organisation de l'hospitalisation.

Dans la partie sud du village se trouve une grande ferme, pouvant fournir des locaux très vastes, de la paille de couchage en abondance, des voitures qui, après aménagement, pourront servir à l'évacuation des blessés. L'officier d'administration chargé de la préparation des locaux, distribue ses 14 hommes dans cette ferme et à ses alentours.

Près de l'entrée de cette ferme, il fait préparer une petite installation sommaire pour une cinquantaine de blessés légers, pouvant marcher; de la paille est étendue sur le sol ; des bancs sont rapidement improvisés avec quelques planches trouvées dans le hangar voisin. Le temps étant très beau, cette installation à découvert suffit pour cette catégorie de blessés; en cas de mauvais temps, les blessés légers pourraient d'ailleurs être recueillis, soit dans les locaux habités de la ferme, soit dans les maisons nº 4-6 et 7. L'aménagement de l'emplacement pour blessés légers exige une demi-heure.

On prépare ensuite le grand hangar n° 24; la moitié de ce hangar est occupée par des fourrages que l'on n'a pas le temps de déménager; l'autre moitié est occupée par du matériel agricole et des charrettes, que l'on aura bientôt fait de reporter dans la cour de la ferme. La paille, trouvée tout à côté en abondance, sera étendue sur le sol pour le couchage. Ce travail est accompli par la corvée de 14 hommes, en 1 h. 30, et fournit 60 places.

On passe ensuite à l'aménagement des locaux plus petits, n° 27 (granges et bergeries, 15 places), n° 23 (maisonnette pour ouvriers agricoles, 6 places), n° 1 (maison d'école, 10 places), nᵒˢ 10 et 11 (hangars, remises et granges, 30 places); ce travail complémentaire exige près d'une heure et demie.

Dans la maison n° 3, les pièces du rez-de-chaussée ont été réservées pour servir, le cas échéant, de salles de pansement où d'opération, lorsque les médecins de la section rentreront après avoir terminé leur tâche aux postes de secours; les pièces du premier étage sont destinées à servir de bureau.

En résumé, après 3 heures de travail, la 1ʳᵉ section de l'ambulance divisionnaire était en état de recevoir 200 blessés environ (145 couchés sur brancards, une cinquantaine pouvant marcher), soit l'effectif correspondant à la moitié de sa capacité normale.

*Préparation des aliments et des boissons.* — Les 7 hommes chargés de cette partie du service sont ainsi répartis: 4 dans les locaux habités de la ferme, 3 dans le petit restaurant nº 6. En une heure et demie ils ont préparé 60 litres de boisson chaude café ou thé, et en outre 60 litres d'eau bouillie destinée, à être transportée aux postes de secours par les voitures d'ambulance.

Ils se mettent ensuite à préparer des aliments; mais on conçoit aisément qu'avec les moyens dont ils disposent, ils ne puissent préparer, en vue d'une distribution à heure fixe, des aliments chauds pour plusieurs centaines d'hommes. Ils se bornent donc à préparer successivement une série de plats plus ou moins variés, tels que omelettes, viandes frites ou rôties, lesquels au repas de cinq heures seront distribués froids pour la plupart. Les fourneaux des maisons 6 et 26, permettent de frire ou rôtir environ 15 kilog. de viande par heure, ou 75 demirations ; la préparation des aliments ayant commencé à midi, il sera possible de distribuer 300 demi-rations à 5 heures du soir.

Le repas du lendemain est prévu pour une même quantité de rationnaires ; il est préparé dès la veille moitié en viandes frites ou rôties, moitié en viande bouillie. La préparation des viandes frites ou rôties sera terminée à 8 h. du soir; celle de la viande bouillie, 35 kilog., a été commencée dans l'après-midi vers 1 heure; des fourneaux de fortune (voir page 81) ont été construits dans les cours de la ferme et du bâtiment 6; la viande a été bouillie dans des marmites de campement; la cuisson de la viande a été arrêtée à 7 h. du soir; le bouillon obtenu sera réservé pour les blessés les plus gravement atteints.

Tout en admettant, en principe, que la section d'ambulance divisionnaire soit susceptible de recevoir dans la journée environ 400 blessés, nous n'avons fait préparer l'alimentation que pour 300 hommes ; il est évident, qu'en raison de l'intensité du traumatisme subi, beaucoup de blessés ne pourront point consommer l'allocation de viande réglementaire. Pour ce motif, nous avons cru devoir faire subir une défalquation de près d'un quart, au chiffre réel des rationnaires.

*Exécution du service*. — Les 7 hommes employés à la préparation des aliments, des boissons, de l'eau stérilisée destinée à l'approvisionnement des postes de secours, seront suffisamment occupés pendant toute la durée du fonctionnement de la section de l'ambulance divisionnaire ; on ne saurait donc les distraire pour un autre service.

Voici maintenant quelles sont les dispositions prises, au sujet du groupement, de la mise à l'abri, et de la surveillance des blessés.

Un infirmier est placé à côté de la maison n° 1, pour indiquer aux blessés arrivant au Blanc-Mesnil les locaux où ils doivent se rendre.

Les blessés pouvant marcher sont dirigés vers l'entrée de la grande ferme ; en ce point, se trouve un infirmier chargé de les surveiller, de leur distribuer des boissons chaudes et des aliments préparés dans la cuisine du petit restaurant n° 6, et de leur donner toutes les indications dont ils peuvent avoir besoin.

Les blessés transportés assis ou couchés sont dirigés successivement sur les locaux 24, 27, 23, 1, 10, et 11. Chaque local recoit l'effectif maximum de blessés avant que l'on passe au local suivant. Le service de garde sera ainsi constitué :

Pour les locaux 24 et 27 (95 blessés), 3 infirmiers
   —          23 et  1 (16 blessés), 1 infirmier
   —          10 et 11 (30 blessés), 1 infirmier

Les infirmiers répartis dans ces locaux auront non seulement à surveiller les blessés, mais encore à aller chercher les aliments et les boissons dans les cuisines des bâtiments 6 et 26. Leur service sera certainement très pénible ; nous rappellerons en effet que les blessés abrités dans ces locaux ne peuvent marcher, et appartiennent presque tous à la catégorie des blessés graves : condamnés à une immobilité à peu près complète la plupart ne peuvent se passer de l'intervention d'un infirmier, soit pour s'alimenter, soit pour accomplir leurs besoins naturels ; il serait donc impossible de descendre au-dessous du chiffre d'infirmiers adopté pour le service de garde dans ces divers locaux.

L'exécution du service de garde pour 200 blessés, c'est-à-dire pour l'effectif correspondant à la moitié de la capacité normale de la formation, exige donc 6 infirmiers ; il ne reste par conséquent pour continuer l'aménagement des locaux, que la corvée civile. Telle était la situation vers une heure de l'après-midi ; si l'ambulance, réduite à ses seules ressources, avait dû s'étendre davantage pour recevoir de nouveaux blessés, il eût été nécessaire d'avoir recours aux brancardiers pour installer des locaux ; la capacité de transport de l'ambulance se serait ainsi trouvée diminuée ; c'est alors que l'arrivée de la section d'ambulance de corps vint momentanément tirer d'embarras.

*Première section de l'ambulance de corps*

La 1re section de l'ambulance de corps arrive à 1 heure ; s'inspirant des renseignements qui lui sont fournis par les officiers de la formation précédente, le médecin-chef établit sa section dans la partie nord du village, où aboutissent des routes permettant d'accéder vers la 2e zone du combat, c'est-à-dire vers la Patte-d'Oie, par 2 côtés différents : à gauche par une route constamment carrossable, rejoignant la route nationale, et que suivront les voitures de transport ; à droite par un chemin à un trait et pointillé, et un chemin de terre ; ce second trajet plus court que le précédent sera suivi par les litières et les cacolets.

Afin de mettre le plus rapidement possible sa formation en état de recevoir des blessés, le médecin-chef de la section de l'ambulance de corps demande tout d'abord à l'officier d'administration de la section divisionnaire de mettre à sa disposition la corvée civile ; il est accédé d'autant mieux à cette demande, que la presque totalité du personnel d'exploitation de l'ambulance divisionnaire est occupée, ainsi que nous l'avons vu précédemment, et qu'il serait nécessaire de le renforcer par un certain nombre d'hommes, prélevés sur d'autres services, par exemple sur celui des brancardiers, s'il fallait établir un service de garde pour de nouveaux locaux. Il est, d'autre part, rationnel de hâter le plus tôt possible l'installation, et par suite le fonctionnement de l'ambulance de corps, laquelle arrive avec tous ses moyens d'exécution.

Le médecin-chef de la section de l'ambulance de

corps détache ensuite quelques médecins vers les postes de secours, établis à la hauteur de la Patte-d'Oie, et reste au Blanc-Mesnil avec un aide-major pour assurer le service médico-chirurgical. Avec l'aide de ses 6 infirmiers de visite, il prépare une salle de pansement et une salle d'opération dans les pièces du rez-de-chaussée de la maison n° 21.

Pendant ce temps, l'officier d'administration organise l'hospitalisation : son personnel se compose de 7 infirmiers, de 1 soldat ordonnance, de 2 conducteurs de fourgons, des 8 hommes appartenant à la corvée civile et de 8 brancardiers, soit au total 26 hommes. Le médecin-chef a détaché quelques brancardiers pour le service d'exploitation, parce que l'éloignement du champ de bataille (3 kil. 500) rend presque illusoire le transport à bras. Ce personnel est ainsi réparti : 17 hommes pour l'aménagement des locaux, 1 pour la réception des blessés; 8 pour la préparation des boissons et des aliments.

Les bâtiments ci-après sont successivement préparés pour la réception des blessés.

| Bâtiments | 13 | donnant | 15 places |
|---|---|---|---|
| — | 14 | — | 6 places |
| — | 15 | — | 40 places |
| — | 16 | — | 40 places |
| — | 17 | — | 20 places |
| — | 19 | — | 5 places |
| — | 20 | — | 10 places |
| — | 22 | — | 9 places |
| | | | 145 places |

Ce travail, commencé vers 1 heure 1/2, exige près de 2 heures pour une équipe de 17 hommes, et se trouve terminé vers 3 heures 1/2 du soir.

Pendant ce temps, l'équipe, préposée à la préparation des boissons, s'installe dans la cuisine du bâtiment 20 ; au bout de 1 heure 1/2, elle est en mesure de pouvoir distribuer 50 litres de thé, de café, de bouillon instantané, et 50 litres d'eau stérilisée pour les pansements.

Pour la réception et la surveillance des blessés, le service est organisé de la façon suivante : un infirmier gradé est placé à la sortie nord du village sur le chemin conduisant vers l'Orme-de-Morlu ; il est chargé de donner aux blessés les renseignements sur la direction qu'ils doivent prendre. Pour la garde des blessés, on place 1 infirmier dans le local 13, 2 infirmiers dans les locaux 14 et 15, 2 infirmiers dans le local 16, 1 infirmier pour les locaux 17 et 19, 1 infirmier pour les locaux 20 et 22, 8 hommes seront donc occupés pour le service de garde. On peut remarquer que leur tâche sera très pénible ; c'est ainsi qu'un seul homme aura parfois à surveiller plus de 40 blessés, et encore, dans l'hypothèse que nous avons faite, cette surveillance sera exercée parfois par des ordonnances ou des conducteurs du train.

Pour continuer l'aménagement des locaux, après 3 heures 1/2, on aura recours exclusivement à la corvée civile.


## *Hôpital de campagne n° 3*

L'hôpital de campagne n° 3 arrive vers 3 heures de l'après-midi Le personnel médical, n'ayant pas reçu l'ordre de prêter assistance aux éléments sanitaires en fonctionnement sur le champ de bataille, reste au Blanc-Mesnil. Sa présence en ce point est d'ailleurs d'autant plus justifiée, que pendant l'après-midi, l'affluence des blessés est à son maximum, et que beaucoup d'entre eux arrivent avec des pansements sommaires ou incomplets.

Il faudra donc prévoir, en même temps que les locaux ordinaires destinés à abriter les malades, des locaux pour l'exécution du service médico-chirurgical.

Le médecin-chef établit sa formation dans la partie encore inoccupée du village, c'est-à-dire dans la zone Est. Pendant que les médecins organisent les salles de visite, d'opération et de pansement, les officiers d'administration préparent l'hospitalisation.

Le service médico-chirurgical est établi dans la maison n° 33 ; cette maison offre au rez-de-chaussée 2 grandes pièces bien éclairées, donnant sur un couloir suffisamment large pour permettre l'accès facile de blessés couchés sur un brancard. L'une de ces pièces servira de salle de pansement, l'autre de salle d'opération. Ces deux chambres sont débarrassées de leur mobilier, nettoyées avec soin ; le matériel médico-chirurgical, sorti des fourgons, est installé sur des tables ; dans la cuisine, on fait bouillir des compresses pour le champ opératoire, et de l'eau pour les solutions antiseptiques.

L'aménagement complet est soigneusement exécuté dans ces deux salles ; la préparation du matériel chirurgical exige, pour les 10 infirmiers de visite, une heure de travail.

En empruntant au train 2 conducteurs, en utilisant les commis, les soldats ordonnances, la corvée civile laissée à la disposition de l'hôpital de campagne par la section de l'ambulance de corps, les officiers d'administration peuvent grouper 38 hommes pour organiser l'hospitalisation, 30 sont affectés à l'aménagement des locaux, 8 à la préparation des boissons et des aliments.

Les 30 hommes destinés à l'aménagement des locaux sont divisés en 3 équipes, que l'on répartit successivement dans les bâtiments ci-après :

| | | | | |
|---|---|---|---|---|
| Bâtiment | 35 | donnant | 30 | places |
| — | 34 | — | 30 | — |
| — | 32 | — | 12 | — |
| — | 30 | — | 12 | — |
| — | 29 | — | 6 | — |
| — | 28 | — | 20 | — |
| | | | 110 | places |

Ce travail est terminé dans une heure.

Il n'existe plus dans le village de locaux disponibles ; nous indiquerons plus tard quelles mesures complémentaires furent prises à l'hôpital de campagne pour étendre l'hospitalisation.

L'équipe chargée de la préparation des boissons s'est établie dans les cuisines des bâtiments 35 et 30 ; dans 1 heure 1/2, on a pu préparer une soixantaine de litres de boisson tonique.

L'exécution du service dans les locaux ci-dessus énumérés a été assurée de la façon suivante :

| | | | |
|---|---|---|---|
| 2 hommes | pour le local | 35 | |
| 2 | — | 34 | |
| 1 | — | 32 | |
| 1 | — | 29 et 30 | |
| 2 | — | 28 | |
| 8 | | | |

Il restera donc 22 hommes disponibles pour continuer à organiser l'hospitalisation et faire face à l'imprévu.

*Installation d'abris de fortune.* — Les locaux utilisés par les formations sanitaires stationnées au Blanc-Mesnil ont-ils été suffisants pour abriter les blessés de la journée? Pour être renseigné sur ce point, il est nécessaire de connaître évidemment le chiffre de blessés dirigés sur ce village pendant le combat du 4 octobre.

Il suffit de jeter uu coup d'œil sur la carte pour se rendre compte que les 300 blessés tombés à l'est du Pont-Albon ont dû être évacués en totalité sur Le Blanc-Mesnil. Le transport, grâce à la faible étendue du trajet (800 mètres en moyenne), a pu s'effectuer facilement en quelques heures, soit au moyen des brancardiers, soit au moyen des voitures engagées sur la route conduisant du Blanc-Mesnil à la route nationale n° 2.

Les voitures de transport des sections d'ambulance installées au Blanc-Mesnil ont évidemment, d'autre part, amené sur cette localité un nombre assez important de blessés tombés à l'attaque des hauteurs de l'Orme-de-Morlu. En tenant compte de la longueur du trajet (4 kilom. 500) et du rendement des éléments de transport de ces 2 sections, nous avons trouvé que 350 blessés assis ou couchés appartenant à cette zone du champ de bataille auraient pu être ramenés à 6 heures du soir au Blanc-Mesnil.

Pour que l'hospitalisation répondît aux besoins de la journée, il aurait donc fallu qu'elle puisse permettre de recevoir, indépendamment des blessés pouvant marcher, 600 blessés sérieusement atteints.

Les formations sanitaires dont nous avons décrit l'installation au Blanc-Mesnil ont évidemment profité de tous les locaux du village, cependant elles n'ont pu aménager de cette façon que 410 places, elles se trouvent donc en déficit; comment ont-elles pu faire pour combler celui-ci ?

Les difficultés de la situation se sont manifestées d'une façon très évidente entre 4 et 5 heures du soir, lorsqu'arriva, au Blanc-Mesnil, l'avant-dernier convoi de blessés ; à ce moment, l'hôpital de campagne n° 3 venait de terminer l'aménagement des derniers locaux disponibles du village.

Des mesures durent être prises immédiatement pour parer à l'insuffisance des ressources locales, et créer des abris de fortune. Il fut alors nécessaire de déterminer à qui incombait l'initiative de ces mesures ; était-ce au médecin le plus ancien, c'est-à-dire au médecin-chef de la 1re section de l'ambulance de corps, ou bien au médecin-chef de l'hôpital n° 3, c'est-à-dire de la formation destinée à quitter la localité la dernière. Le réglement ne donne aucune donnée sur ce qu'il convient de faire à ce sujet, lorsque plusieurs formations sanitaires se trouvent réunies dans un même village; il serait cependant très utile d'avoir sur ce point quelques indications. Dans le cas actuel, nous admettrons que les médecins-chefs des formations se sont réunis, et qu'ils ont établi d'un commun-accord : 1° que l'hôpital de campagne serait chargé d'assurer l'hospitalisation de tous les blessés arrivant après 5 heures du soir dans le village du Blanc-Mesnil ; 2° que cet hôpital pourrait utiliser dans ce but le personnel disponible des ambulances.

Cette solution nous semble la meilleure; il est évident, en effet, que les ambulances destinées à reprendre dès le lendemain leurs places dans les colonnes de combat, ne peuvent songer à s'étendre dans la soirée ; il sera préférable, à tous égards, que l'hôpital de campagne continue une organisation, qu'il devra surveiller dans la suite jusqu'à complète évacuation des blessés.

Nous ferons en outre remarquer, qu'au point de vue de l'installation de tout ce qui concerne l'hospitalisation, l'hôpital de campagne est bien mieux organisé que la section d'ambulance ; son personnel d'exploitation est beaucoup plus nombreux, c'est donc à lui, plutôt qu'aux sections d'ambulances, qu'il revient d'établir des abris de fortune destinés à compenser l'insuffisance des locaux.

A la suite d'un commun accord intervenu avec les chefs des diverses formations, le médecin-chef de l'hôpital de campagne n° 3 a donc été chargé de donner à l'hospitalisation l'extension nécessaire pour l'exécution de cette tâche ; tout le personnel disponible des ambulances fut mis à sa disposition.

Les officiers d'administration de l'hôpital de campagne purent ainsi grouper : 5 infirmiers appartenant à la 1re section de l'ambulance divisionnaire, 10 infirmiers ou brancardiers de la 1re section de l'ambulance de corps, 10 infirmiers de l'hôpital de campagne. Ces 25 hommes furent répartis en 5 équipes ; au moyen de cordes, de bâches, de draps de lits réquisitionnés chez l'habitant ou empruntés à l'approvisionnement de l'hôpital de campagne, chaque équipe construisit à proximité des habitations des abris de fortune appartenant au type décrit page 27. On peut admettre que dans

1 heure 1/2 chaque équipe put construire une travée de 20 mètres pouvant recevoir 40 blessés. Vers 6 heures du soir, les abris de fortune ainsi rapidement élevés pouvaient donc fournir un complément de 200 places.

En résumé, il aurait été possible, dans la journée du 4 octobre, d'assurer au Blanc-Mesnil l'hospitalisation des blessés graves relevés sur le champ de bataille et amenés dans le village. Toutefois, pour arriver à ce résultat, il aurait été indispensable, pendant les dernières parties de la journée, de suppléer à l'insuffisance des locaux par la création d'abris improvisés ; il aurait été en outre nécessaire que les formations sanitaires se prêtent une mutuelle assistance pour construire ces abris.

### RELÈVEMENT DES FORMATIONS SANITAIRES

Les 2 sections d'ambulance stationnées au Blanc-Mesnil doivent évidemment être libérées le lendemain dès la première heure, et laisser leurs blessés à l'hôpital de campagne ; on peut supposer que 150 blessés légers pouvant marcher ont été évacués vers l'arrière dans la soirée du 4 octobre, en même temps qu'un certain nombre de blessés assis. Cette défalcation étant faite, nous admettrons que dans la matinée du 5, il reste au Blanc-Mesnil environ 550 blessés couchés.

Bien entendu, l'hôpital de campagne n'aura pas à modifier, tout au moins pour le moment, l'installation faite dans la journée du 4, soit par les ambulances, soit par lui-même ; il n'aura pas à aménager des locaux pour les nouveaux malades qui lui incombent; mais il devra par contre se mettre en mesure de leur assurer pour la journée du lendemain l'alimentation et des soins matériels. Son personnel sera-t-il suffisant pour lui permettre d'arriver à ce résultat ?

L'alimentation comprendra la préparation de 200 litres de boisson tonique, et de 600 rations d'aliments, y compris les rations des infirmiers de l'hôpital de campagne, soit la cuisson de 240 kilog. de viande. Cette préparation pourra se faire dans les 4 cuisines aménagées dès la veille, et exigera au moins 16 hommes. Resteront donc pour assurer le service de garde 7 infirmiers seulement. Nous avons vu, pour l'ensemble des formations sanitaires pendant la journée du 4 octobre, que 18 hommes au moins étaient nécessaires pour ce service. Au point de vue du service de garde, on sera donc débordé à l'hôpital de campagne. Il sera par suite nécessaire de faire appel à un personnel auxiliaire ; dans le cas présent, on pourra utiliser les 8 hommes fournis par la corvée civile, quelques soldats ordonnances ou conducteurs, enfin un certain nombre de blessés légers que l'on n'aura pas évacués la veille et qui auront été conservés dans ce but.

REMARQUES SUR L'HOSPITALISATION D'URGENCE AU BLANC-MESNIL PENDANT LA JOURNÉE DU 4 OCTOBRE

L'étude de l'hospitalisation des blessés dans le village du Blanc-Mesnil, pendant la journée du 4 octobre met en évidence les faits suivants :

1º Le personnel d'exploitation des formations sanitaires, surtout celui des sections d'ambulance, est à peine suffisant, comme nombre, pour les besoins de l'hospitalisation ; nul doute que ce personnel, réduit à ses seules forces, ne puisse être débordé par l'affluence des blessés le jour d'un combat de quelque importance. Lorsque l'on a prélevé la demi-douzaine d'infirmiers indispensable pour la préparation des boissons et des aliments, il ne reste plus, dans une section d'ambulance, que deux ou trois hommes pour aménager les locaux ou construire des abris, et pour assurer plus tard le service de garde des blessés.

Il est donc nécessaire de renforcer par tous les moyens possibles, les éléments d'exploitation des formations sanitaires ; dans ce but, on utilisera les soldats ordonnances, les conducteurs du train rendus momentanément disponibles par le stationnement de l'ambulance ; on aura recours aux corvées civiles. Enfin, on emploiera, dans la mesure de leurs forces, les éclopés et les blessés légers. C'est souvent grâce à ce personnel auxiliaire que l'on pourra, sans toucher aux brancardiers occupés au transport des blessés, organiser l'hospitalisation dans les formations sanitaires, et mettre celles-ci en mesure de recevoir rapidement leur effectif prévu de blessés.

2º Dans toute formation sanitaire, les unités composantes, réservées pour telle ou telle partie du service (soins médicaux, transport, exploitation) ne doivent évidemment être détournées que très exceptionnellement de leur destination propre ; dans certains cas cependant on peut s'écarter de ce principe. Lorsque, par exemple, le rendement des brancardiers, en tant que transport à bras, devient insuffisant et presque négligeable par suite de l'éloignement du champ de bataille, on peut, s'il est nécessaire, utiliser comme infirmiers d'exploitation un certain nombre de brancardiers. Cette situation s'est présentée à l'ambulance de corps ; le rendement du transport à bras étant devenu illusoire, nous n'avons pas hésité à utiliser 8 brancardiers pour le service de l'hospitalisation.

3° Enfin la question la plus intéressante s'est posée à propos de la création. d'abris de fortune, rendus nécessaires par l'insuffisance des locaux. A laquelle des formations sanitaires, devait-on se demander, incombait la tâche de construire ces abris ? Nous avons conclu que cette tâche devait être dévolue de préférence à l'hôpital de campage ; nous en avons précédemment discuté suffisamment les raisons, aussi croyons-nous inutile de revenir sur ce point.

4° Nous terminerons enfin par la remarque suivante : les difficultés soulevées par l'hospitalisation dans le village du Blanc-Mesnil eussent été mises en relief avec plus de précision que nous l'avons fait, si l'on avait pu réellement aménager les locaux et y déposer des blessés fictifs pendant la journée du 4 octobre.

C'est évidemment de cette façon qu'il serait utile surtout d'étudier l'hospitalisation d'urgence ; les exercices spéciaux du Service de santé fournissent pour cela une occasion dont il conviendrait de profiter le plus possible.

BIBLIOTHÈQUE NATIONALE R.F.

# TABLE DES MATIÈRES



## PREMIÈRE PARTIE

## DEUXIÈME PARTIE



## TROISIÈME PARTIE

## EN VENTE
### A LA LIBRAIRIE SCIENTIFIQUE ET LITTÉRAIRE
### F. R. DE RUDEVAL, Éditeur

BILLET (D^r Charles). — **Aide-mémoire du médecin-chef des salles militaires dans les hôpitaux mixtes,** 1 vol. in-12 de 152 pages, broché.................................................. 4 fr.

BILLET (D^r Charles). — **Le fonctionnement des formations sanitaires.** 1 vol. in-12 de 280 pages, avec cartes, broché.... 4 fr.

BILLOT (D^r) médecin-major de 1^re classe. — **Détermination pratique de la réfraction oculaire par la kératoscopie. Application à l'examen des conscrits.** 1 vol. de X-102 pages, cartonné. 3 fr.

BIOUSSE (D^r). — **Les palpitations chez le jeune soldat.** 1 vol. in-8 de 44 pages, broché.................................. 2 fr.

BOULOUMIÉ (D^r P.). — **Manuel du candidat aux divers grades et emplois de médecin et pharmacien de la réserve et de l'armée territoriale.** 1 vol. in-12 de 588 pages, broché .... 5 fr.

BURET (D^r F.). — **Traitement des maladies contagieuses de l'appareil générateur.** (*Guide pratique*). 1 vol. in-18 de XIV-228 pages, broché...................................... 4 fr.

CASSEDEBAT (D^r P.), médecin-major. — **De l'entrainement et de ses effets chez le fantassin.** 1 vol. de 120 pages, cartonné. 3 fr.

HUBLÉ (D^r). — **Précis de la vaccine et de la vaccination moderne.** 1 vol. de 284 pages, cartonné........................ 6 fr.

MONIN (D^r Ernest). — **Formulaire de médecine pratique.** 1 vol. in-18 de XVII-792 pages, 10^e édition, cartonné........... 5 fr.

PETIT (D^r A.), médecin-major de 1^re classe. — **Conférences sur l'alcoolisme,** avec une préface de M. E. Vallin, ancien Médecin-Inspecteur des armées, membre de l'Académie de Médecine. 1 vol. 224 pages, cartonné.................................... 3 fr.

PETIT (Arthur) et COLLIN (Lucien). médecins-majors de l'armée. — **Guide militaire des étudiants et des médecins et pharmaciens de réserve et de l'armée territoriale.** 1 vol. in-18 de XX-644 pages, avec de nombreuses figures dans le texte et hors texte, 5^e édition, broché ............................... 8 fr.

PIOT (D^r A.), médecin-major. — **Trois saisons à Hammam-Meskoutine, 1890 1891-1892, Notes et observations.** Ouvrage orné de 10 gravures hors texte, approuvé par M. le Ministre de la guerre et honoré d'une souscription du Conseil général de Constantine. 1 vol. in-8 de VI-172 pages, broché.. 4 fr.

PITON (D^r A.) — **Manuel pratique de l'examen de la vision au point de vue militaire.** 1 vol. in-16 de 176 pages, avec 8 figures hors texte, cartonné........................................ 4 fr.

RAYMOND (D^r Paul). — **Traitement de la syphilis en Allemagne et en Autriche.** 1 vol. in 8 de 76 pages, broché........ 3 fr.

SALLE (D^r G), médecin-major de 1^re classe. — **Aide Mémoire du médecin militaire.** (*Service de santé en campagne*). 1 vol. in-18 de XV 512 pages, broché.................................... 7 fr.

VILLEDARY (D^r), médecin major. — **Guide sanitaire des troupes et du colon aux colonies.** 1 vol. de 190 pages, cartonné. 3 fr.


BIBLIOTHEQUE NATIONALE DE FRANCE

3 7531 02947160 5

www.ingramcontent.com/pod-product-compliance
Ingram Content Group UK Ltd.
Pitfield, Milton Keynes, MK11 3LW, UK
UKHW022347090726
13658UKWH00002B/513